读懂身体的疾病信号

李鲲　燕萍◎主编

青岛出版集团｜青岛出版社

图书在版编目（CIP）数据

读懂身体的疾病信号 / 李鲲, 燕萍主编 .-- 青岛：青岛出版社, 2025.2

ISBN 978-7-5552-9997-4

Ⅰ.①读… Ⅱ.①李…②燕… Ⅲ.①疾病－诊疗－基本知识 Ⅳ.① R4

中国国家版本馆 CIP 数据核字（2024）第 057174 号

《读懂身体的疾病信号》编委会

主　编　李　鲲　燕　萍
副主编　王　莉　于佐文　姜盟欣
编　委　郭春华　姜　伟　刘丽娟　郑瑞德
　　　　殷海涛　李晓玲　王永青　齐海峰
　　　　贺青云　陈明辉　许玉芬

DUDONG SHENTI DE JIBING XINHAO

书　　名	**读懂身体的疾病信号**	
主　　编	李　鲲　燕　萍	
出版发行	青岛出版社（青岛市崂山区海尔路 182 号）	
本社网址	http://www.qdpub.com	
责任编辑	刘晓艳　郑万萍	
封面设计	潘　婷	
照　　排	青岛新华出版照排有限公司	
印　　刷	青岛乐喜力科技发展有限公司	
出版日期	2025 年 2 月第 1 版　2025 年 2 月第 1 次印刷	
开　　本	32 开（890mm×1240mm）	
印　　张	7	
字　　数	140 千	
书　　号	ISBN 978-7-5552-9997-4	
定　　价	39.80 元	

编校印装质量、盗版监督服务电话：4006532017　0532-68068050

前　言
Preface

　　从医多年，见过的疾病和病人不可胜数。越是见得多，越是觉得人类对疾病的认识尚浅，越是感觉到生命存活于世的神奇与伟大。古人说："上医疗未萌之兆，中医攻有兆之着。"做医生最无奈的事，莫过于看着本该活下去的生命无力救治，而原因是病人来晚了。当然，这不是鼓励大家没事儿老往医院跑，而是劝导各位，不要等到失去健康了才想起来关注健康。疾病的早发现、早诊断、早治疗至关重要，治病虽然是医生的事，但是就诊的时机对于疾病的预后影响重大。这正是我们写作这本书的初衷，不是为了教会大家自己看病治病，毕竟医学生成为执业医师都至少需要 6 年的时间，这不是读一本书就能做到的事，而是希望大家更深入地了解疾病，从而更知道如何守护健康。

　　医生通过症状和检查结果来判断疾病，要读懂疾病信号，症状和查体报告是需要重点关注的，本书中也包括这部分内容，但同一个症状对应着多种疾病，诊治疾病不能缺少医生凭借经验和学识的综合判断。我们希望读者能从本书中获得的，是通过观察和感知疾病信号，掌握就诊的时机，知道什么时候该去医院，什么样的症状和查体结果需要重点关注。

症状和异常检查结果并不是疾病信号的全部，当出现症状或检查结果异常时，疾病已然发生了。很多疾病有更早的信号，在出现症状之前，如果我们能更早采取措施，或许可以把疾病扼杀于未起之时。这便是我们写作这本书的又一个目的，帮助大家树立治未病的理念。提高人体正气抗邪的能力是未病先防的关键，而养生是最积极的方式。口舌之欲成了健康陷阱，日常习惯埋下疾病隐患，生活中与健康相悖的一举一动，又何尝不是疾病的信号呢？学会倾听身体的声音，相信并助力身体强大的修复能力，我们是不是更容易守护健康？而对于命中注定的疾病，比如遗传病，在宝宝尚未到来之前，提前发现疾病信号，做好遗传咨询、产前诊断和遗传筛查，何尝不是对生命和健康的守护？

人为什么会生病？如果一个人真正理解这个问题的答案，那他一定更懂得怎样守护健康。很多时候，我们对医学的期望太高了，医生治不了所有的病，医生只能有时治愈、常常帮助、总是安慰。很多人对医学寄予厚望，却漠视了生命的本质。人不过是这个世界上众多生命中渺小的存在，依靠自己独特的代谢方式，与环境处于平衡状态，而健康便是维系这种平衡的结果，当病邪侵袭人体，使阴阳气血平衡失常，人就生病了。相比医生而言，我们自己或许可以为健康做更多事情，希望您能从本书中找到方法。

这不是一本教人治病的书，但希望这本书能让您和家人更健康。

编　者

目 录
Contents

第一章　倾听身体的声音

一、人为什么会生病？ / 002

二、人类清除不了所有病原体 / 008

三、免疫力是最好的医生 / 013

第二章　你习以为常的，是身体不堪承受之重

一、生命密码里携带的疾病信号 / 020

二、遗传易感性意味着什么？ / 029

三、口舌之欲成了健康陷阱 / 036

四、别让习惯成为隐患 / 068

五、病是愁出来的 / 079

第三章　你忽视的症状，是身体求救的信号

一、从头看病 / 088

　头痛 / 088

　头晕 / 090

　面容改变 / 092

　脱发 / 094

眉毛、睫毛的异常 / 096

眼睛的异常 / 097

鼻子的异常 / 100

唇色的异常 / 103

口腔黏膜的异常 / 104

舌诊 / 105

耳鸣 / 107

二、看四肢知末疾 / 110

杵状指 / 110

腱鞘囊肿 / 110

肩周炎 / 112

静脉曲张 / 113

膝关节退行性病变 / 115

腿部浮肿 / 116

腿抽筋 / 117

糖尿病足 / 118

踇外翻 / 119

脚气与脚臭 / 120

三、脏腑在内，病状在外 / 123

心悸 / 123

心绞痛 / 125

病毒性肝炎 / 127

脂肪肝 / 129

脾虚 / 132

胃胀、胃痛 / 134

反酸、烧心 / 136

咳嗽 / 137

胸痛 / 139

盗汗 / 139

夜间多尿 / 140

小便泡沫多 / 141

水肿 / 142

胆石症与胆囊炎 / 143

腹胀 / 144

排便不净 / 145

尿频、尿急、尿痛 / 147

尿色异常 / 147

四、困扰女性的疾病 / 150

乳房肿块 / 150

白带异常 / 153

子宫肌瘤 / 154

子宫脱垂 / 155

宫颈糜烂 / 157

卵巢囊肿 / 158

五、男性不可言说的痛 / 159

前列腺炎 / 159

第四章　看懂体检报告中的疾病信号

一、读懂血常规检查单　/162

　　红细胞计数和血红蛋白浓度异常　/162

　　白细胞计数异常　/162

　　血小板计数异常　/164

二、不只是糖尿病患者才有血糖问题　/164

　　空腹血浆葡萄糖（FPG）异常　/164

　　口服葡萄糖耐量试验（OGTT）异常　/165

　　糖化血红蛋白异常　/165

三、血脂异常　/166

　　总胆固醇（TC）异常　/166

　　甘油三酯（TG）异常　/166

　　高密度脂蛋白胆固醇（HDL-C）异常　/167

　　低密度脂蛋白胆固醇（LDL-C）异常　/167

四、这些指标与肝病有关　/167

　　血清胆红素异常　/167

　　转氨酶异常　/168

　　血清总蛋白、白蛋白、球蛋白异常　/169

五、哪些指标提示肾功能有问题？　/170

　　血肌酐异常　/170

　　血尿酸异常　/170

　　血尿素异常　/171

六、尿里面隐藏着疾病信号　/171

　　尿蛋白　/171

尿糖　/ 171

尿酮体　/ 171

尿隐血　/ 172

尿白细胞异常　/ 172

尿胆红素　/ 172

尿胆原　/ 172

尿亚硝酸盐　/ 173

七、其他常见的体检异常　/ 173

脂肪肝　/ 173

胆囊息肉　/ 173

胆囊结石　/ 174

甲状腺结节　/ 174

肺结节　/ 174

乳腺结节　/ 175

子宫肌瘤　/ 176

第五章　善待身体，从养生开始

一、17 种保健操，让身体轻松起来　/ 178

二、18 个特效穴位，让身体舒服起来　/ 186

三、14 种食疗方，用食材疗愈身体　/ 199

主要参考文献　/ 206

第一章

倾听身体的声音

一、人为什么会生病？

感冒、肠胃炎、抑郁症、高血压、癌症 …… 人的一生不可能幸运地躲过所有疾病。疾病是人体的正常生命活动受到限制或破坏的一种状态，生病的痛苦和不适相信每个人都感受过。甲骨文中的"病"，像一个人躺在床上出汗的样子，老祖宗们利用这种象形文字，形象地描摹出了生病的状态。但不是所有的疾病都伴随着痛苦不适，比如很多肿瘤早期，病人根本毫无察觉，有的癌症无症状期甚至长达数十年。正是这种无声的潜伏，让很多患者不能在早期发现和治疗疾病，遗憾地错过了疾病的最佳治疗时间。

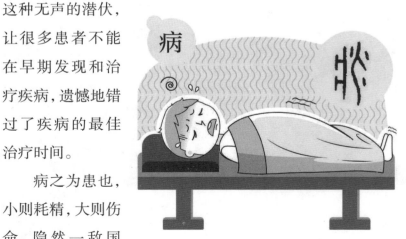

病之为患也，小则耗精，大则伤命，隐然一敌国

也。世界上没几个人是不怕生病的。即使随着科技的发展，现代医学治愈疾病的能力得以提升，治病过程中病人还是会痛苦，高昂的医疗费也常给病人带来巨大的经济负担。最能使人陷于贫困者，莫如疾病。所以，人们都希望远离疾病，越少生病越好。那么，人为什么会生病呢？

疾病千万种，健康就一种

疾病有成千上万种，但健康只有一种。现代医学教科书上对健康的定义：受人体遗传结构控制的代谢方式与人体的周围环境保持平衡。

人类经过长期的进化，形成了人体内独特的遗传结构，控制着人类独特的代谢方式。人类不像大象那么幸运，具有强大的肿瘤抑制能力；也没有螃蟹的再生能力，蟹腿断了可以自己长出来。人体依靠自己独特的代谢方式，与周围环境进行物质交换、能量交换，摄取营养物质以合成自身的物质，同时不断分解自身衰老退化物质，并将分解产物排出体外。当我们健康的时候，代谢方式与环境处于平衡状态，如果这种健康的平衡被打破，就意味着疾病。健康的本质是平衡，遗传结构的缺陷等遗传因素，以及社会、自然环境变迁等环境因素，便是打破这种平衡的主要原因。

我国现存最早的医学理论典籍《黄帝内经》在阴阳学说的指导下，把致病的原因分成阴阳两类：一类为阳邪，指自然界气候异常产生的六淫疫疠等邪气，从外而入。一类为阴邪，指人类自身饮食、起居、情志、劳倦失调等因素，从内而生。病邪使人体阴阳气血平衡失常，人就会生病。其中，人体正气不足是内因和主导，邪气外袭是外因和条件。

> 夫邪之生也，或生于阴，或生于阳。其生于阳者，得之风雨寒暑；其生于阴者，得之饮食居处，阴阳喜怒。
>
> ——《素问·调经论》

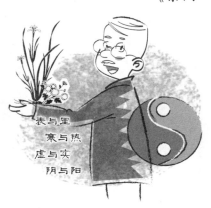

不治已病，治未病

可见，无论是现代医学还是中国传统医学，都认为人体患病与自身和外在环境有关。病邪一发现我们露出弱点，立刻乘虚而入。

有没有发现，现在 2 型糖尿病越来越年轻化。我特别心疼现在的年轻人，二三十岁就开始得所谓的"老年病"。我的邻居小王今年 32 岁，半年前在医院做了糖耐量试验，确诊为糖尿病前期。他 175 厘米的身高，体重 165 斤。平常工作忙，没时间做饭，经常吃外卖。下班回到家，经常已经是深夜了，洗漱睡觉，没有时间也没有精力去运动。

在他的认知里，糖尿病是老年人才得的病，他完全不能接受自己年纪轻轻就得糖尿病了。医生告诉他："据估计，我国约有 1.48 亿人为糖尿病前期，只是绝大多数人不知道自己有血糖问题。因为没有症状，很多人没发现，不干预，慢慢就进展为糖尿病。糖尿病控制不好，可致失明、阳痿、中风，甚至引起感染导致截肢。你应该算幸运的，早发现、早干预，糖尿病前期是可以逆转的。知道糖尿病的五驾马车吗？饮食控制、运动疗法、药物治疗、教育及心理治疗、自我监测。其实你这个阶段，医生帮不上太多忙，能不能逆转主要靠你自己。"

小王可不想后半生就这么毁了，身体健康比什么都重要，他把医生给的降糖资料研究了个透，克服一切阻力，开始规律作息、控制饮食、加强运动。如此坚持了半年，小王瘦了十来斤，精神状态也好多了。小王说，他可想明白了，只有身体是自己的，像牛马一样瞎忙活，不是真正地活着，这半年自律的健康生活，让他体会到了久违的幸福感。

2 型糖尿病具有明显的遗传易感性，意味着携带遗传基因的人比一般人更容易得糖尿病。而且环境因素对糖尿病的影响很重要，不健康的饮食习惯、久坐不动、经常熬夜、抽烟、酗酒等都会影响糖尿病的发病。某知名经纪人 26 岁的时候就患了糖尿病，并在 32 岁的时候决定切胃帮助自己控制血糖。高强度的工作和过重的体重给她的健康带来了沉重的负担，又因为管不住嘴，血糖控制不理想，她的身体出现了并发症。在医生的建议下，她

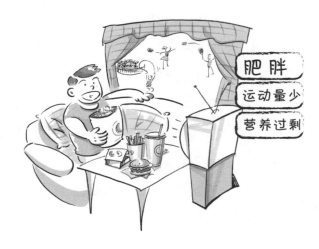

肥胖
运动量少
营养过剩

不得已用这种极端的方式帮助自己降低血糖，但她的降糖之路并不会就此画上句号。

疾病的狡猾之处在于，很多疾病不是一朝一夕便形成的，也不是一朝一夕就表现出它的危害。我们因此放松了警惕，一步一步落入疾病的陷阱，等到我们开始感受到它的可怕之时，我们往往已经无能为力了。这正是"疾小不加理，浸淫将遍身"。

疾病小知识

寻找病因的指南清单

自身因素：1. 先天因素，例如基因、染色体、性别等；2. 后天因素，例如年龄、发育、营养状况、体格、行为类型、获得性免疫、既往史等。

环境因素：1. 生物因素，例如病原体、媒介昆虫、感染动物、食入或接触的动植物等；2. 化学因素，例如营养素、天然有毒动植物、化学药品、微量元素、重金属等；3. 物理因素，例如电离辐射、噪声、振动、气象等；4. 社会因素，例如人口、经济、家庭、生活方式、饮食习惯、嗜好兴趣、教育文化、医疗保健、职业、宗教、风俗等。

二、人类清除不了所有病原体

19世纪末，在一个偏僻的小乡村的诊所，一位叫罗伯特·科赫的医生收到了妻子艾玛送给他的生日礼物——一台显微镜。

此时的欧洲农场里正经受着炭疽病的肆虐，每天都有大批发黑的牛羊尸体被掩埋。科赫在公寓里组建了简陋的实验室，开始研究炭疽病。当时注射器还没有被发明出来，科赫用木屑蘸取患病羊的血液刺入小鼠尾巴里，观察接种的小鼠会不会死亡。为了把病原体提纯出来，科赫用牛眼液培养微生物。如此简陋的实验条件阻挡不了科赫对科学的热爱，他依靠自己的才智和学识克服种种困难，分离出炭疽杆菌，证明了炭疽杆菌是引起炭疽病这种传染病的原因。后来，他又相继发现结核分枝杆菌、伤寒杆菌和霍乱弧菌。人们开始认为一种疾病必定是某一种特异的病原体导致的。

在传染病中，"一种疾病必定是由某一种特异的病原体导致的"这种观念早已被验证。引起传染病的特异性病原体，可能是微生物、寄生虫，还可能是朊粒（具有感染性的变异蛋白质）。麻疹、水痘、痢疾、艾滋病、血吸虫病、流行性感冒、病毒性肝炎、人类疯牛病、新型冠状病毒感染 …… 在人类的历史长河中，传染病不仅威胁着人类的健康和生命，而且深刻并全面影响着人类文明的进程，甚至改写过人类历史。

对于传染病的威力，刚经历了新冠疫情肆虐的我们，仍然心有余悸。新型冠状病毒在全球范围内造成的致命打击，给我们上了一次沉重的传染病科普课。隔离、消毒切断传播途径，接种疫苗、戴口罩、勤洗手保护易感人群，研制特效药治疗疾病，防止进一步传播。事实上，从古至今，人类从未停止抗争传染病的脚步。

当伟大的发明被滥用

青霉素曾被誉为"二战期间最伟大的发明之一"。英国细菌学家弗莱明一次偶然的失误，发现了青霉菌能分泌一种化学物质抑制细菌生长，他将这种物质命名为"青霉素"。青霉素的发现是人类和病原菌长期斗争中一个重要的转折点。这类抗生素的出现，使人类在面对细菌性感染疾病时有了有力的武器，结束了细菌传染病无法治疗的时代。然而，抗生素并非对人体无害。

有病吃药是生活常识，很多人感冒发烧了，觉得不严重，就自己找几粒阿莫西林吃。甚至有些医生，一看患者感冒咳嗽就开抗生素。据统计，我国基层医疗机构门诊患者中抗菌药物的使用率约为 52.9%。抗生素似乎成了万能药，成了家中常备的特效药。殊不知，抗生素消灭的细菌可能不是敌军而是友军。人体肠道内的微生物中约 99% 都是细菌，每服用一次抗生素，都是对肠道菌群的一次残杀。而肠道菌群与人体的免疫系统有密切的关系，人体有超过 80% 的免疫功能建构在肠道中的益生菌平衡上，而免疫功能正是人类对抗疾病最有用的武器。你的感冒可能并不是细菌引起的，轻微的感冒一般 5 ~ 7 天也就自愈了，随意服用抗生素则误伤了体内的肠道菌群，产生的负面影响比感冒更严重。

细菌一直在"反抗"

滥用抗生素的危害还不止于此，滥用抗生素正在导致我们无药可用。一位 75 岁的老太太患上了常见肺炎，抗生素却对她不起作用，医院对她进行了抗生素耐药试验，竟然发现 16 种临床常用抗生素中有 11 种耐药，这 11 种常用抗生素对她都没有疗效，剩下 5 种都是些价格昂贵的高档药。为了治疗普通肺炎，她需要住进 ICU（intensive care unit，重症加强护理病房），每天花费将近 2000 元。这位老太太平常只要有点不舒服，就会自己找些抗生素来吃，而正是这种滥用抗生素的习惯，养出了"超级细菌"，让普通的抗生素不再能对抗她身体中的病原菌。

目前，抗菌药物的耐药问题已经成了一个世界性的大难题。在人类消灭细菌的同时，细菌也一直在"反抗"，如果抗生素不再能保护人类，人类是否会回到那个轻易就被细菌感染夺去生命的可怕年代？

人类与病原体共存

人类与细菌的斗争面临着新形势，而对于病毒，人类目前有效的抗病毒药物尚不多。自人类诞生以来，病毒就与人类如影随形，人类与病毒的较量从未停止过，流感、天花、黑死病（鼠疫）、埃博拉出血热、艾滋病……其中，天花病毒是世界上最古老的病毒之一，也是人类第一个战胜的病毒，科学家研制出的有效疫苗帮助人类打赢了与它的战争。地球上约有 10^{31} 个病毒，目前已知可致人生病的病毒约有 200 种。不是所有的病毒都会威胁人类健康，据研究发现，人类肠道中存在着超过 14 万个病毒物种，一些病毒甚至可能对人体有益。随着科技的发展，人类对付病毒性传染病的手段越来越多，但人类不可能消灭所有病毒。

在漫长的生物进化过程中，人体与病原体形成了相互依存、相互斗争的关系。人类战胜不了所有病原体，清除所有病原体不是我们追求不生病的有效方式。事实上，随着科技的发展，医学研究人员在长期的疾病防治实践中逐渐发现，疾病的产生并不完全依赖特异的病原体，还和环境及人体自身的多种因素有关。我们都知道结核分枝杆菌是引起肺结核的元凶，但只有 5% ~ 10% 的结核分枝杆菌感染者会出现胸痛、咳嗽、咳痰、咯血、盗汗、疲乏等肺结核症状，约 90% 的结核分枝杆菌感染者并不会发病。肺结核的发生固然需要结核分枝杆菌的存在，但个体的遗传易感性、营养状况、情绪状况、居住环境状况等均参与人体肺结核的发生过程。

与疾病对抗，消灭病原体不是人类的终极目标，从自身的营养、情绪、免疫力等方面维持机体与外在环境之间的平衡，我们可以做出很多改变让自己远离疾病。学会倾听身体的声音，相信并助力身体强大的修复能力，我们可以更健康。

【?】健康小知识

世界卫生组织的健康新标准

世界卫生组织提出"健康是身体上、精神上和社会适应上的完好状态，而不仅仅是没有疾病和虚弱"，并且相应地提出了衡量健康的一些具体标志，例如：

① 精力充沛，能从容不迫地应付日常生活和工作；

② 处事乐观，态度积极，乐于承担任务，不挑剔；

③ 善于休息，睡眠良好；

④ 应变能力强，能适应各种环境的变化；

⑤ 对一般感冒和传染病有一定抵抗力；

⑥ 体重适当，身体匀称，站立时，头、肩、臀位置协调；

⑦ 眼睛明亮，反应敏捷，眼睑不易发炎；

⑧ 牙齿清洁，无龋齿，不疼痛，牙龈无出血；

⑨ 头发有光泽；

⑩ 肌肉丰满，皮肤富有弹性。

三、免疫力是最好的医生

免疫力是指机体识别和清除外来入侵抗原及体内突变或衰老细胞，维持机体内环境稳定的能力。免疫力非常强大，它可以防止外界病原体入侵，可以清除体内已经入侵的病原体，还可以发现和清除体内的衰老细胞、肿瘤细胞等。无论是对付细菌、病毒、寄生虫，还是肿瘤，免疫力都是一把好手。中医讲"正气存内，邪不可干"，这个"正气"就是免疫力，而"扶正祛邪"是中医治病的基本原则，可见免疫力在防病治病中发挥至关重要的作用。可以说，任何药物都无法取代人体内与生俱来的免疫系统。

20 世纪 70 年代，美国"泡泡男孩"出生后，马上被送进了一个无菌的泡泡里。因为他患有严重联合免疫缺陷症，正常环境中任何一种致病菌都可以畅通无阻地突破他的免疫系统，夺走他的生命。患这种病的婴儿，几乎没有人能活过两岁。"泡泡男孩"在这个与外界隔离的无菌无毒的塑料泡中度过了 12 年安全而孤独的时光，每一件与他接触的物件都要进行烦琐的灭菌步骤，父母和护士有时隔着泡泡上的手套，跟他拥抱、玩耍。在他 12 岁的时候，医生试图用骨髓移植的办法治好他，但在手术完成 4 个月后，"泡泡男孩"患上了淋巴癌，不久后就去世了。

可见，人类精密而奥妙的免疫系统，正是人类可生存于这个充斥着病原微生物的世界的前提。但是，人体内免疫系统的威力并不是一成不变的。我们可能有这样的体验，如果这段时间工作压力大，身体疲劳，就很容易生病。免疫系统就像保护我们免受疾病侵袭的盔甲，当免疫力异常的时候，病原体、肿瘤细胞等乘虚而入，人就容易生病。生病是多种因素综合作用的结果，但筑牢身体的免疫防线是远离疾病的关键一环。

免疫系统有三道防线

人体免疫系统通过三道免疫防线来对抗疾病，第一道防线：我们的皮肤和黏膜，皮肤和黏膜可以帮助我们隔离掉90%左右的外来侵害。第二道防线：身体分泌出的体液中含有的杀菌物质，以及体内的吞噬细胞。第三道防线：人体出生以后逐渐建立起来的后天防御功能，简单地说就是人体中产生的抗体。想要筑牢身体的免疫防线，就得从这三个方面下功夫。

（1）保护皮肤和黏膜的完整，避免鼻黏膜、口腔黏膜、眼睑黏膜、胃黏膜等的损伤。黏膜的上皮细胞层一般很薄，非常敏感，容易出现炎症、溃疡、出血等。注意口腔卫生、用眼卫生，保证肠道健康，保证饮水充足，避免久坐，适量运动等，都会直接或间接地帮助我们保护黏膜。

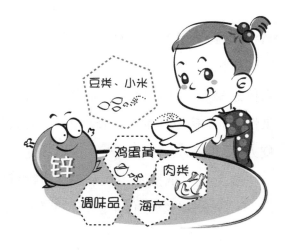

（2）平衡膳食为身体提供适量的营养素，适度锻

炼可改善免疫细胞的功能。无论是体液中的杀菌物质，还是吞噬细胞，它们都需要物质基础。这些物质基础均需由我们的身体提供，碳水化合物、蛋白质、脂类、维生素、矿物质、植物化合物等营养素均衡摄入，有助于免疫系统发挥其功效。有规律的适度锻炼，可以改善肝细胞、骨髓细胞、肺上皮细胞的功能，有助于免疫细胞处于活跃状态。此外，良好的心理状态可以通过调控激素的释放间接提高人体的免疫力。

（3）接种疫苗，不滥用药物。按照我国正常的疫苗接种程序，宝宝出生以后就要开始定期接种疫苗，一般在6周岁以内完成22剂次国家免疫规划的疫苗接种。接种疫苗是国际社会公认的最有效、最经济、最便捷的预防和控制传染病的途径。除了国家免疫规划的疫苗，儿童或者成人可以自愿自费接种流感疫苗、轮状病毒疫苗等抗感染疫苗，以及EB病毒疫苗、人乳头瘤病毒（HPV）疫苗等抗肿瘤疫苗，可增强人体对相应疾病的免疫力。接种疫苗属于人工免疫，事实上，人体感染病原体后可以建立自然免疫。每一次不严重的感染性疾病，病原体都可以帮助人体"升级"免疫系统，增强免疫力。

当免疫力抵抗不了疾病时，药物可以帮助人体对抗疾病，但是滥服药物不仅不能帮助我们康复，还会误伤身体的免疫系统。滥用药物容易让病原体产生耐药，之后再患病用药时相当于从一堆病原体中筛选出常见药物打不倒的最强者，身体要战胜它自然非常困难。药物毒性还会对人体的肝功能、肾功能等产生伤害，一些药物会对肠道菌群造成破坏，这些都会影响人体免疫系统的正常功能。

养生，提高正气抗邪能力

中医学中未病先防的思想源远流长，人体正气的抗邪能力的提高是未病先防的关键，而养生是提高防病能力最积极的方式。通过养生，人体的精、气血、津液得以补充，脏腑经络功能活动得以振奋，清除病邪损害的能力也相应提高，机体的抗病能力必然增强。

中医养生方法多样，因时制宜、因地制宜、因人制宜地采取适合的养生方法，可达到保养生命、增进健康的积极效果。"正气内存，邪不可干"，邪气侵袭人体时，正气开始抗邪，正邪相争，若正气充足，则人体不发病，否则，人体发病。这便解释了，为什么自然界中时刻充满病菌，生活于同一屋檐下的人，有的生病，有的却不生病。每个人体内的正气不同，有的人正气充足，有的人正气虚弱，同时遭遇邪气，便有了不同的结果。人体正气充足与否，与先天禀赋有关，与生活环境有关，也与人的精神状态有关。养生正是从人的体质、情志和生活环境这些方面进行调养，从而达到邪祛而正存的目的。

中医应用针刺、艾灸、推拿、气功、食疗和体育锻炼等多种养生方式,保持人体阴阳的动态平衡,调理人体的精、气、血、津液,使各脏腑功能正常协调,从而提高人体正气抗邪的能力。养生是需要长期坚持的行为,将养生保健融入生活中,"养生生活化,生活养生化",生活有度,人生自然添寿。

健康小知识

免疫增强剂不适合正常人

免疫增强剂是一类用于增强机体抗肿瘤、抗感染能力,以及纠正免疫缺陷的药物。对于免疫缺陷性疾病患者、某些恶性肿瘤患者等免疫力低下人群,这类药物可增强细胞免疫功能,调节机体免疫平衡。但健康人群盲目使用这类药物,起不到增强免疫力的作用,还有潜在的不良反应等不必要的风险。特别是6个月到3岁的儿童,因为免疫功能不健全而容易生病是正常现象,随着免疫系统的发育成熟,这种现象会逐渐改善。事实上,正常人的免疫力也并非越强越好,过敏反应、自身免疫病等就属于免疫力过强,使免疫系统处于失衡状态而导致的疾病。

第二章

你习以为常的，
是身体不堪承受之重

一、生命密码里携带的疾病信号

"龙生龙，凤生凤，老鼠的儿子会打洞"，生物的遗传现象如此神奇，我们总能从自己的身上找到父母的影子，血脉亲情最难以割舍。但是，在有的家庭中，这"血脉"竟成了孩子一生不幸的开端。

英国维多利亚女王携带着血友病基因，由于血友病是隐性遗传病，维多利亚女王并不患病，但是她把致病基因传给了自己的后代。血友病患者的血液中缺乏某些"凝血因子"，轻微的受伤就可能造成出血不止。维多利亚女王患病的小儿子年仅 31 岁就死于出血。由于皇室家族长期通婚联姻的传统，继承了致病基因的爱丽丝公主和比阿特丽斯公主将血友病基因在欧洲皇室中传播开来。他们的儿子中弗里德里希王子 2 岁半时去世，莫里斯王子 23 岁时去世，利奥波德王子 32 岁时去世。爱丽丝公主和比阿特丽斯公主的携带血友病基因的女儿们更是把这个离奇的血液病传到了西班牙、德国和俄罗斯的皇室，导致欧洲皇室几代人笼罩在遗传病的阴影中。

　　在大多数人的观念中，父母没有病，孩子就不可能患遗传病。实际上，健康的父母生出有缺陷的孩子并不都是意外。正如维多利亚女王，她自己并不患血友病，但她携带了血友病基因，导致了后代患病的不幸。因为血友病属于 X 染色体连锁的隐性遗传病，所以她的后代中几乎都是男孩儿发病，女孩儿则成了血友病基因的携带者。

　　多数人对遗传病的另一个误解是，认为遗传病是先天性的，一定会在出生后就表现出异常。然而，并不是所有的遗传病患者都会一出生就表现出症状，有的遗传病患者甚至会在中老年时期才发病。因此，父母看似健康，可能只是还没有发病，孩子受多种因素影响更早发病而被诊断了出来。此

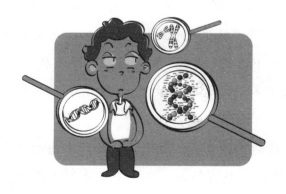

外,就算父母是真的健康,也没有携带致病基因,孩子还可能在胎儿发育的时期发生基因突变。

命中注定的遗传病

2018 年,我国公布了《第一批罕见病目录》,共纳入 121 种疾病,其中约 80% 为遗传性疾病。我们较熟悉的白化病、血友病、马凡综合征、帕金森病(青年型、早发型)、渐冻症、亨廷顿舞蹈病、视网膜母细胞瘤等均被纳入了《第一批罕见病目录》。对普通家庭而言,被罕见病击中,意味着整个家庭被拖入深渊。如果能提前知道孩子患有罕见病,绝大多数父母都不会选择让孩子来到这个世界上。

25 岁的小雨新婚不久,她发现父亲最近举止有些异常,面部会不自主地抽动,有时还无法自控地吐舌头。在她的劝说下,父亲到医院就医,医生诊断疑似帕金森病,但是建议他们到上级医院做进一步检查。小雨带着父亲辗转了多家三甲医院,癫痫、帕金森病、抑郁症……好几家医院给出了不同的诊断,做了一些治疗,但父亲的病不见好,反而症状越来越严重。

在病友的建议下,小雨带着父亲到上海的一家医院就诊,医生建议做基因检测,怀疑是亨廷顿舞蹈病。当拿到检测报告的那一刻，小雨的世界崩塌了，父亲被确诊罕见病，而且自己也有 50% 的概率遗传这个病。面对这无药可治的遗传病，小雨第一次感到如此无助。小雨带父亲回了老家，看着父亲一天比一天病重，从刚开始的面部抽动，到现在胳膊不听指挥地挥舞，她仿佛看到了自己的未来。

小雨向丈夫提出了离婚，她说："这是我的宿命，我不敢去做基因检测，让医生现在对我宣判。我这一生算提前结束了，但你还可以轻松活下去，我不能把你也拉进深渊。"丈夫紧紧抱住她，鼓励她说："我们还有时间，这辈子不一定谁先走呢，车祸、癌症……每天得死多少人，你这个定时炸弹至少定时还挺长。就算你真的遗传了这个病，现在医疗技术发展这么迅速，说不定哪天能研发出治疗方法来呢。"小雨的丈夫向来是乐天派，他的乐观和不弃给了小雨莫大的安慰，但是小雨知道，丈夫一直很喜欢小孩儿，现在这种情况下小雨是断不敢再把一个小生命卷到这场旋涡中来的。

平凡但不轻松的日子这样过了五年，这天，小雨看见父亲的病友群里，有人分享了一个关于"试管宝宝"的新闻。一位确诊携带亨廷顿舞蹈症致病基因但还未发病的女子，靠试管婴儿技术阻断亨廷顿舞蹈症致病基因遗传给后代，生出了健康的宝宝。当下，小雨便做出了决定，她要去做基因检测,确定自己是不是携带致病基因。在丈夫的陪伴下,小雨接受了医生的宣判,很不幸,她的后半辈子注定是与罕见病终有一战了。自从父亲被确诊以来,没有哪一个时刻小雨的心如此轻松过,心里的大石头落了地砸了脚,但她的心终于是空了。小雨的倒计时开始了,她和丈夫商量好去做"试管宝宝"。两年后,他们健康的宝宝顺利出生。剩下的人生,小雨注定不会一帆风顺,但是她当下拥有的一切便是她手中能打出的最好的牌……

让严重遗传病成为小概率事件

患遗传病是不幸的,但是在遗传病面前我们不应做待宰的羔羊,随着科技的发展,人类拥有了越来越多的方法去拯救自己。对于不宜生育的遗传病,大家千万不要被爱情冲昏头脑而盲目怀孕。宝宝身体健康是父母最好的馈赠,也避免了小家庭被拖入更深的泥潭。做好遗传咨询、产前诊断和遗传筛查,我们可以规避掉后代很多严重遗传病的患病风险。

面对婚育大事,我们要慎之又慎,如果有家人患有遗传病,或者怀疑有患病风险,在涉及婚育问题时,建议到医院的生殖医学科或遗传咨询科进行遗传咨询。下面简要介绍几种常见的遗传病，以便大家更加了解遗传病，并认识遗传咨询、产前诊断和遗传筛查对预防遗传病的重要性。

白化病

白化病患者一般发育正常，智力水平、生育能力和寿命通常都不受影响。皮肤白化，眼白化，毛发呈白色、淡黄色是白化病的典型表现。他们对紫外线非常敏感，容易出现日光性皮炎、光化性唇炎，白天明显畏光，但是夜间视力正常，因此又被称作"月亮的孩子"。

白化病是一种常染色体隐性遗传性皮肤病，所以很多白化病宝宝的父母表现正常，但双方都携带致病基因，他们的孩子因为 25% 的遗传概率而患病。中国人群中白化病的发病率约为 1/18000。如果家族中明确有白化病的基因突变，在孕 10 ～ 12 周通过产前基因诊断有助于判断胎儿是否患病。准妈妈在孕 19 ～ 27 周时，医生通过胎儿镜直接观察胎儿头发的颜色，也可帮助判断胎儿是否患白化病。

血友病

血友病是一种 X 染色体连锁的隐性遗传性疾病。可分为血友病 A 和血友病 B 两种。主要临床表现为关节、肌肉和深部组织出血，也可表现为胃肠道、中枢神经系统等内部脏器出血等。血友病患者大多数是男性，女性患者较罕见。在男性人群中，血友病 A 的发病率约为 1/5000，血友病 B 的发病率约为 1/25000。

如果家族中有人患血友病，建议准妈妈做好产前诊断，产前诊断是预防宝宝发生血友病的重要手段。在怀孕早期（孕 7～9 周）进行绒毛活检，或在怀孕中期（孕 16～20 周）经羊膜腔穿刺取羊水进行检测等方法准确率都较高。

遗传性耳聋

耳聋是最为常见的感觉障碍疾病，世界范围内听力损失在新生儿中发病率为 1.86‰，目前公认 60% 以上的耳聋是由遗传因素导致的。遗传性耳聋的预防策略通常包括三级。

一级预防：通过孕前筛查和干预避免遗传性耳聋的发生。耳聋基因筛查、青年聋人恋爱前指导、聋人夫妇生育指导、有聋人家族史夫妇优生优育指导，以及高危人群的胚胎植入前诊断等手段，都属于一级预防策略。

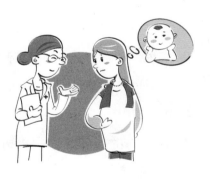

二级预防：通过孕早期的普遍筛查、产前诊断和干预，预防宝宝患遗传性耳聋。

三级预防：通过新生儿听力筛查联合耳聋基因筛查，实现已出生聋儿的及早发现和干预。

黑斑息肉综合征

黑斑息肉综合征是常染色体显性遗传的综合征，同一家族患病的人较多。如果家族中有黑斑息肉综合征患者，其他人应该注意监测。患者一般会表现出口唇、面部、手指皮肤等部位的褐色、棕褐色斑，胃肠道多发息肉，而且患者的患癌风险较高。据报道，患者一生中患癌风险可达 81% ~ 93%。

预防黑斑息肉综合征最好的办法就是做好遗传咨询和产前诊断，降低下一代患病的概率。

视网膜母细胞瘤

视网膜母细胞瘤是儿童最常见的原发性眼内恶性肿瘤，分为遗传型和非遗传型。其中，遗传型视网膜母细胞瘤大约占 45%，为常染色体显性遗传，除了从患病或携带致病基因的父母处遗传外，正常父母生殖细胞突变也是儿童患病的常见原因。

对于有视网膜母细胞瘤家族史的家庭，建议患者及其高风险亲属在孕前（人工受孕）或 孕早期（孕 8 ~ 10 周）到有资质的生殖中心咨询，及早进行胚胎或胎儿的基因突变检测，降低患儿的出生概率。

每个人的基因都不完美

据不完全统计，全球已被发现的遗传性疾病有约 9000

种。没有人的基因是完美的，每个人生来都可能平均有 7 ~ 10 组存在缺陷的基因，携带 2.8 个隐性遗传病的致病基因。遗传病固然可怕，但也不必人人自危，毕竟对大多数人而言，避免近亲结婚，做好必要的孕检，后代发生严重遗传病就属于小概率事件。而对于确定有遗传病的家族，重视遗传咨询和产前诊断，也有生育正常宝宝的希望。

随着医学研究的不断进步，有的遗传病已经可以通过药物、手术或基因疗法达到改善或治愈的目的。比如血友病，由于有效和安全的凝血因子浓缩物的应用，血友病患者的预期寿命已由 19 世纪三四十年代的 7 ~ 8 岁明显提高到 20 世纪的 70 岁以上。在替代治疗的帮助下，血友病患者甚至可以像正常人一样生活和工作，而且随着基因治疗等新型治疗方法的出现，治愈血友病未来可期。

遗传病是一种疾病，它不以人的意志为转移，更不是什么因果报应。如果自己或者后代不幸患了遗传病，我们不必有羞耻感和负罪感，每个人的遗传物质都是不完美的，只是遗传病患者的情况更严重一些。

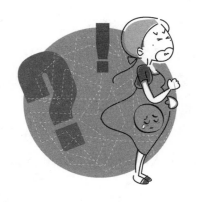

二、遗传易感性意味着什么？

近些年，经常听到遗传易感性这个词。医生说："糖尿病、高血压、高脂血症、抑郁症，甚至很多癌症都是多基因遗传病，具有遗传易感性。"这个多基因遗传病是什么意思？遗传易感性又意味着什么呢？

在"生命密码里携带的疾病信号"这部分内容中，我们介绍了一些遗传病，这些遗传病大多由一对基因决定，如果父母中有人患遗传病，则后代可能不发病，也可能25%、50%、75%，甚至100%的概率发病。多基因遗传病则不同，它是由许多数目不详、作用微小的微效基因控制的，这些微效基因的累加作用影响着这类遗传病的发生。目前研究还发现，除了微效基因，可能还存在一些起主要作用的所谓主基因影响多基因遗传病的发生。

此外，多基因遗传病还受环境因素的影响，病因、发病机制都非常复杂。多基因遗传病发病具有明显的家族聚集倾向，但不像单基因遗传病一样可以准确计算出后代的患病率，而是估算出遗传度，再根据普通群体患病率估计患者亲属的患病率。所谓的遗传易感性，就是指由于遗传因素影响，个体的患病风险比普通人群要高。但是这个患病风险不仅受遗传因素的影响,还受环境因素的影响。

38 岁的黄女士突然接到妹妹打来的电话,"姐,我查出乳腺癌了 ……"听到这句话,黄女士脑袋里"嗡"的一声,她连夜赶到妹妹所在的城市。妹妹已经住进了医院治疗,黄女士来到病床前,姐妹俩一见面就拉着手互相抹泪。妹妹并不是这个家族里第一个患癌的,十多年前黄女士的母亲就诊断出乳腺癌并做了全切手术。黄女士安慰妹妹道:"咱别怕事儿,积极治疗,没问题的,咱妈这么多年也没复发,现在医学更发达了,放心吧。"

了解到黄女士的母亲也是乳腺癌患者,医生建议黄女士做一个乳腺彩超检查,并建议姐妹俩去做遗传咨询。"您母亲患乳腺癌,妹妹这么年轻也确诊乳腺癌,不排除家族基因中存在乳腺癌相关的基因突变。如果是这样,您就属于高风险人群了。"听了医生的话,黄女士意识到问题的严重性,她赶紧给自己挂号做检查,还真在一侧乳房上发现了低回声结节。因为结节比较小,医生建议她严密随诊,半年后因为肿块有所增大,医生立即给她手术治疗。好在肿瘤发现得早,黄女士的治疗效果非常好。

这几种癌症有明显的遗传易感性

据中国国家癌症中心发布的 2022 年中国恶性肿瘤疾病负担情况的数据,中国恶性肿瘤新发病例 482.47 万例、恶性肿瘤总死亡人数 257.42 万。中国男性恶性肿瘤发病率排名前十的分别是肺癌、结直肠癌、肝癌、胃癌、食管癌、前列腺癌、甲状腺癌、膀胱癌、胰腺癌和淋巴癌。中国女性恶性肿瘤发病率排名前十的分别是肺癌、乳腺癌、甲状腺癌、结直肠癌、子宫颈癌、胃癌、肝癌、子宫体癌、卵巢癌和食管癌。

现代社会，空气污染、食品安全问题、精神压力大、生活不规律、缺乏运动等多因素叠加，再加上人的寿命延长，癌症的发病率越来越高。在所有肿瘤患者中，遗传为主要发病原因的肿瘤约占 5%，约 20% 的肿瘤发病和遗传突变相关，而非遗传因素引起发病的肿瘤约占 80%。虽然绝大多数癌症不会遗传，但是下面这几种癌症却有明显的遗传易感性，具有这几类癌症家族史的人，要注意筛查。

结直肠癌

据调查数据，结直肠癌患者中，20%～25% 具有家族史。如果有多位亲属患有结直肠癌、子宫内膜癌、小肠癌、输尿管癌、肾盂癌，或者有一位直系亲属患有以上疾病，就要警惕遗传性结直肠癌。对于有遗传倾向的人群，建议从 40 岁甚至更早开始进行预防性筛查，便潜血检查最好每年做 1～2 次，每 1～3 年做一次肠镜。如果出现便血、大便次数多、黏液便及腹痛等症状，要及时查明原因。

结直肠癌的发生还与不良饮食习惯关系密切，重视饮食健康,改变高脂肪、高蛋白质、低纤维素、高盐的饮食习惯,对预防结直肠癌有效。

乳腺癌

乳腺癌是最常见的女性恶性肿瘤,我国乳腺癌患者中有5%～10%为家族性乳腺癌,呈现出一定的家族聚集性。如果你的母亲和姐妹中有一位是乳腺癌患者,你的患癌风险比普通人群增加1.5～3倍。如果检测发现 *BRCA1/2* 基因突变,终生患乳腺癌的风险将高达56%,不过人群中这类高危基因出现的概率通常小于1‰,所以我们不必过度恐慌。

早期乳腺癌的五年生存率可达90%以上,因此早发现、早治疗是关键。45～74岁的女性,推荐每年做1次钼靶摄影检查。对于有家族史的人群,应提前筛查时间。比如,母亲患有乳腺癌,那么母亲患癌的年龄减去10岁就是女儿应开始进行钼靶摄影检查的年龄。

有乳腺癌家族史的人,还要尽量减少雌激素和各种含雌激素类物质的食物摄入,并避免手术外伤。早些考虑婚育,进行母乳喂养,对乳腺癌可起到一定的预防作用。

卵巢癌

卵巢癌患者中大约7%为家族性卵巢癌。由于卵巢癌很难被早期发现,建议有卵巢癌家族史的女性考虑进行基因检测,以便评估患癌风险。对于高危人群,在未完成生育前,推荐定期做盆腔检查、血 CA125（癌抗原 125）和经阴道超声的联合筛查。如果是 *BRCA1/2* 突变基因携带者，"降低风险输卵管－卵巢切除术"可降低卵巢癌发病率 70%～85%。

子宫内膜癌

大部分的子宫内膜癌不具有家族遗传性，但有 5%～10% 的子宫内膜癌是由遗传性因素导致的。其中，要特别关注林奇综合征（遗传性非息肉性结直肠癌）。林奇综合征是一种常染色体显性遗传病，林奇综合征突变基因携带者在 70 岁之前患子宫内膜癌的概率可达 25%～60%，患结直肠癌的概率可达 52%～82%。有子宫内膜癌或结肠癌家族史的人，建议进行基因检测和遗传咨询，高危人群应该在 40 岁以前进行遗传性子宫内膜癌筛查。

胃癌

胃癌有着明显的家庭聚集现象，如果家族中的一代或两代人至少有两人患病，而且一人患病年龄小于 50 岁，所有患者均为弥漫型，就可能是遗传性胃癌。遗传性弥漫型胃癌早期病灶较为隐匿，定期进行胃镜检查，有助于尽早发现癌变。如果经常出现上腹部疼痛、胃部闷胀、不明原因"变瘦"等症状，应尽早到医院诊断。

鼻咽癌

鼻咽癌发病有明显的种族易感性、地区聚集性和家族倾向性。有鼻咽癌家族史的人群,建议定期检查 EB 病毒。如果发现不明原因的颈部淋巴结肿大、中耳积液、鼻涕带血等,应及时做详细的鼻咽部检查。

常吃腌制食品会增加鼻咽癌的发病率 2 ～ 7 倍,避免进食腌制食品可有效预防鼻咽癌。同时要注意戒烟,并避免接触二手烟、杀虫气雾剂、甲醛等有害气体。

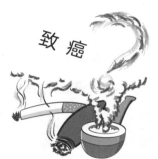

癌症的发生取决于多种因素

癌症具有遗传易感性,并不意味着亲属中有人患癌,自己的患癌风险就高。要判断自身患癌风险是否高,简单来说可以看家族中癌症是否为"多发、少见、年轻"。多发,即近亲中一人患有多种癌症,或多人患癌症;少见,即亲属中有人患有的癌症非常少见,比如男性患有乳腺癌;年轻,即亲属患癌时很年轻。

癌症是一类复杂的疾病,癌症的发病受多种因素的长期作用,而遗传只是其中的一类因素。人的基因组是固定的,但是基因的状态会被后天环境改变,比如你的饮食、睡眠、运动、情绪等都会影响基因的表达。癌基因的关闭、肿瘤抑制基因的激活与你的生活状态息息相关。三分之一的癌症完全可以预防；三分之一的癌症可以通过早期发现得到根治；三分之一的癌症可以运用现有的医疗措施延长生命、减轻痛苦、改善生活质量。就我们自身而言，健康的生活方式就是抗癌良药，做好必要的癌症筛查，早发现早治疗，癌症就是可控的慢性病。

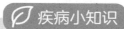 疾病小知识

致病基因可能也是抗病基因

　　人类进化伴随着遗传基因的优胜劣汰，如果一种基因产生使生物体不太可能存活和繁殖的性状，携带这种基因的生物体就不易生存下去，那么这种基因将不会被长久地遗传下去。可是，遗传病的致病基因为什么能历经数百年仍存在，而且有的致病基因竟然传播得非常广泛。比如，地中海贫血的致病基因，在某些地区达到每 5 个人就有 1 个携带者。而血色素沉着病这种遗传病的致病基因，在西欧后裔人群中携带者甚至高达 1/4 ～ 1/3。科学家通过多年的研究发现，地中海贫血的致病基因携带者居然具有抗疟疾的能力，而携带血色素沉着病突变基因的人对黑死病的抵抗力非常强大。进化并非十全十美，除了外伤以外，一切疾病都是基因和环境共同作用的结果，人类对疾病和基因的认识仍非常有限。

三、口舌之欲成了健康陷阱

中国的饮食文化源远流长，是中国人引以为豪的传统文化之一，从八大菜系到地方小吃，美食是许多人不妥协的追求。食物是人类获取营养、赖以生存的物质基础，人活着就离不开吃。曾有人统计，中国人每天平均花 1 小时 36 分钟在吃饭上，如果算上做饭的时间，则这个数据翻倍都不止。食物不仅是人存活的必需品，美食带来的感官体验，还给人心理上的愉悦和享受。另外，吃饭还是一种社交活动，朋友间互诉衷肠、分享八卦，美食可是社交桥梁。

我们的口味变了

中国居民传统膳食的特点是高碳水化合物、高膳食纤维和低动物脂肪。与西方膳食模式不同，我们中国人的餐桌上谷类、薯类和蔬菜比较多，而肉类相对较少。但是近几十年，随着中国经济持续快速发展，以及受西方膳食模式的影响，中国人的饮食结构与以往大不相同了。五谷杂粮改为精米白面了，蔬菜吃得少了，动物性食品、加工食品、含糖饮料吃得多了。而动物性食品又以猪肉、牛肉等红肉为主。特别是重口味食物，越来越受年轻人的青睐，炸鸡、辣条、烤串、麻辣

小龙虾 …… 重口味食物对味觉的刺激，让人欲罢不能。咸、辣等重口味的食物无论从味觉、嗅觉，还是视觉上都更能勾起人的食欲。当人吃惯了重口味食物，人的舌乳头受到过度刺激，味蕾就会变得不敏感，吃清淡食物就会觉得没味儿、不好吃。

现在不少人吃饭，更追求"味道至上"，满足口舌之欲，却以牺牲健康为代价。中国古代饮食文化的优秀传统，被视若无睹。"五味调和""饮食有节""五谷为养，五果为助，五畜为益，五菜为充"，中国传统饮食不仅仅追求口味的享受，还具有养生的实用价值。在吃饭这件事上，我们或许该向古人好好学学。

饮食智慧之五味调和

五味的调和，重在一个平衡。《黄帝内经》云：五味所入，酸入肝，辛入肺，苦入心，咸入肾，甘入脾。 五味调和是中国饮食文化的精髓，也是饮食养生的核心，当今过辣、过咸、重油、高糖的饮食特点，则完全与之相悖。

过咸 —— 伤胃、伤肾、伤心。过咸的食物进入胃里，会破坏胃黏膜的保护层，长期过咸的饮食，还可能造成胃溃疡，甚至胃出血。重盐的食物，往往钠含量特别高，人体摄入过多含盐量高的食物后，血液中钠离子超标，会使血容量升高、细胞内外渗透压失衡,久而久之引起高血压、心血管疾病。超过 90% 的钠经尿液排出,身体排泄钠离子的负担加重,肾脏的工作任务增加,积年累月对肾脏健康也会造成影响。除此之外,长期吃过咸的食物,还容易引起骨质疏松,加速皮肤粗糙老化等。

据《中国居民膳食指南(2022)》的建议,2～3 岁幼儿每天的食盐量不应超过 2 克,4～6 岁儿童每天的食盐量不应超过 3 克,7～10 岁儿童每天的食盐量不应超过 4 克,给 11 岁以上儿童和成人的每日推荐食盐量则不超过 5 克。每天每餐都严格限盐有点苛刻,但是我们可以把减盐和清淡饮食的观念植入到日常生活中。当我们习惯了清淡饮食,味蕾会帮助我们本能地拒绝过咸的食物,我们也能品尝到更多食物本来的味道。

过辣 —— 伤肠、伤胃、伤心。辣椒中含有的维生素 C、辣椒素对身体有一定益处,适量食用还可以促进食欲。但是,吃辣不一定适合所有人。过辣的食物易导致胃肠黏膜充血水肿,有的人吃辣后会有腹痛、腹泻等表现。吃过辣的食物还会加重痔疮症状,吃辣一时爽,但大便困难、排便不畅真是让人痛苦不堪。对心血管病患者而言,吃过辣的食物使循环血量加剧,导致心跳加快、心动过速,更加不利于心血管健康。

重油 —— 伤脑、伤心、导致肥胖。据调查,1982 年中国人每日食用油摄取量为 18.2 克，如今这个数据增加到约 43.2 克。这个数据远高于《中国居民膳食指南（2022）》推荐的 25 ~ 30 克。重油饮食损伤我们的血管内壁，导致动脉粥样硬化、斑块等问题出现，还容易诱发肥胖、高脂血症、糖尿病、心脑血管病、癌症。

油脂的热量非常高，是长胖的强力助推器。统计数据显示，我国 6 ~ 17 岁的未成年人超重肥胖率近 20%。某城市对约 2900 名一年级儿童的抽样调查显示，高血压、高胆固醇血症的检出率分别为 23.6% 和 11.8%。在新修订的《中国血脂管理指南（2023 年）》中，已明确将血脂检测列入小学、初中和高中体检的常规项目。

高糖 —— 伤牙、伤心、导致肥胖。近几年，国内兴起了"减糖"风潮。少吃糖可以降低患上龋齿的风险，避免能量摄入过高而引起肥胖，对减少炎症反应、防癌也大有益处。

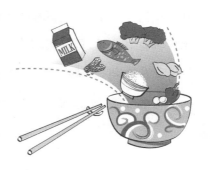

当我们在说"减糖"的时候，其实是说减少"添加糖"。甜饮料、糖果、蛋糕等甜味食品中，一般都含有添加糖。如果您发现食品配料表中有白砂糖、蔗糖、果糖、葡萄糖、糊精、麦芽糊精、淀粉糖浆、果葡糖浆、麦芽糖、玉米糖浆等，就表示这种食品含有添加糖。每天的添加糖摄入量不宜超过 50 克，最好控制在 25 克以下。但是，生活中很多人为了减肥，跟风明星和网红博主，打起了"碳水化合物"这种糖的主意，甚至不惜"戒碳水""戒主食"，这种极端的减糖方式反而对健康有害。

饮食智慧之饮食有节

饮食有节中的"节"有很多解释，比如：节制、时节、节奏等。吃饭不只是为了满足口舌之欲，要讲究节制，不暴饮暴食，不贪食肥甘厚味；要讲究时节，吃时令食物，应季饮食，顺时养生；要讲究节奏，一日三餐，细嚼慢咽，"已饥方食，未饱先止"。说起来，吃饭还有挺多条条框框限制，似乎太不自由。实际上，千百年来这些条条框框早已内化到中国人的日常行为之中，成了自然习惯。我们不必刻意而为，更无须教条行事，需要警惕的是那些非要打破常规的饮食行为，这才是危害我们身体健康的危险因素。

小美最近很焦虑，快到夏天"露肉"的季节了，腰上、腿上的赘肉一捏一把，又该把"减肥大业"拾起来了。小美其实并不胖，一米六多的身高，一百一十来斤，属于标准体重。但小美对自己的身材不满意，认为要体重不过百才算苗条。小美决定减肥，而且要快速减肥。听小姐妹说，最近"生酮饮食"很火，少吃主食、多吃肉，减肥效果特别好，小美决定试一试。小美上某自媒体平台学习网红博主的"生酮饮食"方法，不吃米饭、馒头、面条等主食，靠吃土豆、红薯等淀粉类蔬菜摄入碳水化合物，而且每天的摄入量不超过50克。多吃肉和油，鱼肉禽蛋、橄榄油、牛油果、黄油，搭配多种绿叶菜。早上不饿的话就只喝一杯咖啡。

每天吃大鱼大肉，不用节食就能瘦，这多好啊。小美开始按照食谱减肥。别说，这个减肥方法效果确实好，三周的时间小美减了8斤，而且腰明显细了。小美非常满意，除了有时候感觉思维有些迟钝，没有其他大问题。这天早晨，小美像往常一样喝了一杯咖啡，在公司忙了一上午，中午吃了些蔬菜和鸡肉，下午却突然感觉特别难受，胃反酸、恶心，心跳特别快，头特别痛。同事赶紧送小美去了医院，医生给开了一堆检查，最后小美被诊断出"窦性心律不齐"和"甲状腺功能减退"。了解到小美在坚持"生酮饮食"后，医生把小美批评了一顿："小姑娘，为了减肥不要命啦？不能仗着年轻这么蹂躏自己的身体啊！"

小美不敢继续"作死"了，恢复了正常饮食，但是身体可没那么容易恢复过来。小美出现了月经紊乱、脱发等一系列症状。小美花了很长时间调理身体，治疗"甲减"。

高脂低碳的生酮饮食其实是治疗难治性癫痫儿童的饮食方式，因为存在较高风险，需要在医生的严密监护下进行。这种饮食方式确实有助于快速减肥，但是只要恢复正常饮食，体重就会快速反弹，而且对健康的危害非常大。生酮饮食可能升高血液中"坏"胆固醇（低密度脂蛋白胆固醇）的含量，而且可能引起头痛、便秘、心血管疾病和酮症酸中毒等，还可能引起女性月经紊乱，甚至闭经。对以牺牲健康为代价，打破常规饮食习惯的这类饮食行为，我们需要警惕。

中国人有祖传的饮食大原则

其实，哪里需要那么多博眼球的新型饮食方法，只要掌握了健康饮食的大原则，我们每个人都可以做自己的营养师。这个饮食大原则就是咱们中国的老祖宗传下来的，最朴素而实用的"五谷为养，五果为助，五畜为益，五菜为充"。每天均衡摄入谷薯类、蔬菜水果类、畜禽鱼蛋奶类、大豆坚果类等多样的食物，平均每天吃 12 种以上食物，每周吃 24 种以上食物。

主食不仅不能省，而且要吃得丰富，现在的人天天吃精米白面，这都是精制碳水化合物，当然需要担心主食的热量太多了。精制谷物的谷皮（糠）和糊粉层都被磨掉，不仅造成其中的膳食纤维、B 族维生素、矿物质和植物化学物等营养素损失，还使谷物的升糖指数（GI）提高了。古代的五谷一般指稻、黍、稷、麦、菽，即水稻、黄米、小米、小麦、豆类。现在很多人主食光吃白米饭、白馒头、烂面条，当然是越吃越胖。现在我们可选择的主食比古代人可选择的更多，不仅有传统的五谷，还有燕麦、荞麦、玉米、马铃薯、红薯等。只吃精米白面不是健康的选择，增加全谷物和薯类的摄入，更有助于维持正常体重，改善血脂异常，降低心血管疾病、2 型糖尿病和结直肠癌的发病风险等。

以植物性食物为主的中国人喜欢吃蔬菜，中国人不仅爱吃蔬菜，还爱种蔬菜。咱们的边防官兵在荒漠戈壁、雪域高原种菜，中国南极科考队在南极种菜，不少海外华人身处异乡也要开辟小菜园种菜，住进楼房的一些城市人还不忘在小区空地甚至阳台上种点儿菜。中国人爱种菜的传统与咱们爱吃蔬菜的饮食传统分不开。有调查数据显示，中国人吃的蔬菜种类有 600 多种。爱吃蔬菜是我们的好传统，每天吃不少于 300 克的蔬菜，有利于身体健康。

中国人吃蔬菜喜欢炒着吃，据科研人员推算，清朝末年江南地区每人每年大概消费 6 斤食用油，而在 20 世纪 60 年代，中国居民每人每天只能领到 5 克食用油，那时候的人吃油太少。随着中国经济的发展，中国人吃油越来越多，在不缺油的年代，油放得多，炒菜更香，人们自然喜欢多放油让菜更好吃。但吃太多的油，对我们的身体健康是弊大于利的。此外，使用爆炒的烹饪方法，高温不仅会使蔬菜中绝大多数的维生素流失，还易产生丙烯酰胺等致癌物质，油烟挥发到

空气中被我们吸入肺里，对我们的健康也不利。因此，控制烹饪的温度，避免爆炒，炒菜之前先用水将菜焯一下，减少炒菜的时间，在好吃和健康之间追求一个平衡，我们就可以更健康地吃蔬菜。

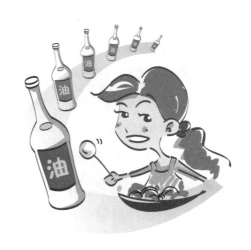

说到吃肉，很多人无肉不欢，大口吃肉的满足感让人欲罢不能。肉可以提供人体所需要的优质蛋白质、B 族维生素、维生素 A 等，成年人平均每天吃的动物性食物总量应达到120～200 克（包括鱼、禽、蛋类和畜肉）。生活中有的人听信谣言，听说吃素能净化血液、不得癌症，就拒绝吃肉而长期吃素，结果导致营养不良、骨质疏松、抵抗力下降、贫血、身体衰老加速等问题。

有统计数据显示，1982—2017 年，中国人动物性食品的平均摄入量大幅增加，从每天 64.3 克增加到 132.7 克。这个

数据并没有超过《中国居民膳食指南（2022）》中每日 120 ～ 200 克的推荐量。问题在于，这个推荐数据为平均值，对于从事轻体力劳动的人来说，女性每天吃 120 克肉，男性每天吃 140 克肉就基本满足需求了，而很多轻体力劳动者吃肉的量超标了。更关键的是，我们吃的畜肉太多，而鱼虾等水产类太少。《中国居民膳食指南（2022）》推荐成年人每周吃 300 ～ 500 克鱼，300 ～ 500 克畜禽肉，300 ～ 350 克蛋类。但我们往往红肉吃得太多，而禽肉、鱼虾吃得不够。我们需要做的，不是不吃肉，而是调整吃各种肉的比例。每种动物性食品的营养素都有其优势，并不是"四条腿的不如两条腿的，两条腿的不如没有腿的"，关键在于均衡摄入。如果你真的特别爱吃肉，那么先让自己动起来，体力活动消耗的能量靠吃肉补回来，锻炼身体的同时还饱了口福，一举两得。

饮食养生不是反美食主义，只要我们掌握了健康饮食的大原则，一样可以享受美食带来的乐趣和满足感。偶尔一次的重口味饮食，也不是不能原谅，如果最近在生活或工作中没有足够的快乐感来抵御压力和负面情绪，而重口味饮食可以帮你解决情绪问题，那么先取悦自己吧。

饮食调养没有通用的食谱

世界上找不到完全相同的两个人，个体之间存在差异，饮食调养中的个体差异也是不可忽视的。每个人都有自己的体质特点，体质不仅禀受于先天，也受后天生活环境和习惯的影响。不同地区的生物生态具有明显差异，影响着不同地域人群的饮食结构和饮食习惯，所谓"一方水土养一方人"。例如，我国东南沿海地区，气候温暖、潮湿，人体易感湿热，人们喜食清淡除湿的食物；西北高原地区，气候寒冷、干燥，人体易受寒伤燥、阳气易虚，人们喜食温阳散寒及生津润燥的食物。同一种族或居住在同一地域的人群，因为遗传背景或生存环境、生活习惯相近，体质具有类似的特点；不同地域之间人群体质的客观差异则是比较明显的。

有的人吃得多但不长胖，有的人吃点儿就胖；有的人偏爱吃甜，有的人特爱吃辣；有的人吃生冷食物没问题，有的人吃点生冷的就胃不舒服……所以说，对群体而言，只能提出饮食大原则，不能规定所有人按同一食谱吃饭。饮食调养也一样，不仅要因时而异、因地制宜，还要因人而异。

中医学从功能角度出发将人的正常体质分为阴阳平和质、偏阳质和偏阴质。

阴阳平和质的人胖瘦适度，体形匀称健壮，唇色红润，肤色润泽，目光有神，精力充沛，反应灵活，思维敏捷，能耐寒暑。这种体质的人一般忌滋补。

偏阳质的人形体适中或偏瘦，但较结实，呈油性皮肤，面色略偏红或微苍黑；食量较大，消化吸收功能健旺；大便易干燥，小便易赤黄；怕热喜冷，动则易出汗，口渴喜冷饮；动作敏捷，反应灵敏，易急躁。这种体质的人应忌用辛香燥热的食物和药物，否则，易加速阴伤。

偏阴质的人形体适中或偏胖，肌肉不壮；面色偏白，口唇色淡；毛发易落；消化吸收功能一般，食量较小；畏寒喜热，手足不温，耐夏不耐冬；大便溏薄，小便清长；容易疲劳，睡眠偏多；反应较慢，喜静少动。这种体质的人对寒、湿等阴邪易感，应忌用苦寒之品。

你可以对照一下，看看自己属于哪种体质，了解自己的日常饮食是否避开了身体的忌讳。当然，这只是一种比较简便的分类，如果按照《中医体质分类与判定》的分类，人的体质又可以分为平和质、气虚质、阳虚质、阴虚质、痰湿质、湿热质、瘀血质、气郁质、特禀质九大类。而且每个人的体质不是一成不变的，随着环境因素、营养状况、饮食习惯、精神因素、疾病影响等的变化，人的体质可以发生改变；不同年龄阶段，人也会表现出不同的体质特点。可见，饮食调养是非常个性化的。

中医体质分类与判定

《中医体质分类与判定》标准发布于 2009 年，是中国首部指导和规范中医体质分类和体质辨识应用的规范性文件。

该标准通过 21948 例流行病学调查,应用了流行病学、免疫学、分子生物学、遗传学、数理统计学等多学科交叉的方法,经中医临床专家、流行病学专家、体质专家多次论证而建立,是临床实践中的重要参考依据。按照该标准分类,人的体质分为九种,各类体质人群具有如下特征:

平和质(A 型)

总体特征:阴阳气血调和,以体态适中、面色红润、精力充沛等为主要特征。

形体特征:体形匀称健壮。

常见表现:面色、肤色润泽,头发稠密有光泽,目光有神,鼻色明润,嗅觉通利,唇色红润,不易疲劳,精力充沛,耐受寒热,睡眠良好,胃纳佳,二便正常,舌色淡红,苔薄白,脉和缓有力。

心理特征:性格随和开朗。

发病倾向:平素患病较少。

对外界环境适应能力:对自然环境和社会环境适应能力较强。

气虚质(B 型)

总体特征:元气不足,以疲乏、气短、自汗等气虚表现为主要特征。

形体特征:肌肉松软不实。

常见表现：平素语音低弱，气短懒言，容易疲乏，精神不振，易出汗，舌淡红，舌边有齿痕，脉弱。

心理特征：性格内向，不喜冒险。

发病倾向：易患感冒、内脏下垂等病；病后康复缓慢。

对外界环境适应能力：不耐受风、寒、暑、湿邪。

阳虚质（C 型）

总体特征：阳气不足，以畏寒怕冷、手足不温等虚寒表现为主要特征。

形体特征：肌肉松软不实。

常见表现：平素畏冷，手足不温，喜热饮食，精神不振，舌淡胖嫩，脉沉迟。

心理特征：性格多沉静、内向。

发病倾向：易患痰饮、肿胀、泄泻等病；感邪易从寒化。

对外界环境适应能力：耐夏不耐冬；易感风、寒、湿邪。

阴虚质（D 型）

总体特征：阴液亏少，以口燥咽干、手足心热等虚热表现为主要特征。

形体特征：体形偏瘦。

常见表现：手足心热，口燥咽干，鼻微干，喜冷饮，大便干燥，舌红少津，脉细数。

心理特征：性情急躁，外向好动，活泼。

发病倾向：易患虚劳、失精、不寐等病；感邪易从热化。

对外界环境适应能力：耐冬不耐夏；不耐受暑、热、燥邪。

痰湿质（E型）

总体特征：痰湿凝聚，以形体肥胖、腹部肥满、口黏苔腻等痰湿表现为主要特征。

形体特征：体形肥胖，腹部肥满松软。

常见表现：面部皮肤油脂较多，多汗且黏，胸闷，痰多，口黏腻或甜，喜食肥甘甜黏，苔腻，脉滑。

心理特征：性格偏温和、稳重，多善于忍耐。

发病倾向：易患消渴、中风、胸痹等病。

对外界环境适应能力：对梅雨季节及湿重环境适应能力差。

湿热质（F型）

总体特征：湿热内蕴，以面垢油光、口苦、苔黄腻等湿热表现为主要特征。

形体特征：形体中等或偏瘦。

常见表现：面垢油光，易生痤疮，口苦口干，身重困倦，大便黏滞不畅或燥结，小便短黄，男性易阴囊潮湿，女性易带下增多，舌质偏红，苔黄腻，脉滑数。

心理特征：容易心烦急躁。

发病倾向：易患疮疖、黄疸、热淋等病。

对外界环境适应能力：对夏末秋初湿热气候，湿重或气温偏高环境较难适应。

血瘀质（G型）

总体特征：血行不畅，以肤色晦黯、舌质紫黯等血瘀表现为主要特征。

形体特征：胖瘦均见。

常见表现：肤色晦黯，色素沉着，容易出现瘀斑，口唇黯淡，舌黯或有瘀点，舌下络脉紫黯或增粗，脉涩。

心理特征：易烦，健忘。

发病倾向：易患癥瘕及痛证、血证等。

对外界环境适应能力：不耐受寒邪。

气郁质（H型）

总体特征：气机郁滞，以神情抑郁、忧虑脆弱等气郁表现为主要特征。

形体特征：形体瘦者为多。

常见表现：神情抑郁，情感脆弱，烦闷不乐，舌淡红，苔薄白，脉弦。

心理特征：性格内向不稳定、敏感多虑。

发病倾向：易患脏躁、梅核气、百合病及郁证等。

对外界环境适应能力：对精神刺激适应能力较差；不适应阴雨天气。

特禀质（Ⅰ型）

总体特征：先天失常，以生理缺陷、过敏反应等为主要特征。

形体特征：过敏体质者一般无特殊；先天禀赋异常者或有畸形，或有生理缺陷。

常见表现：过敏体质者常见哮喘、风团、咽痒、鼻塞、喷嚏等；患遗传性疾病者有垂直遗传、先天性、家族性特征；患胎传性疾病者具有母体影响胎儿个体生长发育及相关疾病特征。

心理特征：随禀质不同情况各异。

发病倾向：过敏体质者易患哮喘、荨麻疹、花粉症及药物过敏等；遗传性疾病如血友病、先天愚型等；胎传性疾病如五迟（立迟、行迟、发迟、齿迟和语迟）、五软（头软、项软、手足软、肌肉软、口软）、解颅、胎惊等。

对外界环境适应能力：适应能力差，如过敏体质者对易致过敏季节适应能力差，易引发宿疾。

《中医体质分类与判定》标准中对体质的判定有科学的判定方法，我们可以按照此方法判定自己属于哪种体质，从而更准确地知道自己在饮食调养方面有哪些需要注意的。

1. 判定方法

回答"中医体质分类与判定表"（见第 55 页至第 63 页）

中的全部问题，每一问题按 5 级评分，计算原始分及转化分，依标准判定体质类型。

原始分 = 各个条目分值相加。

转化分 = [(原始分 – 条目数) / (条目数 × 4)] × 100。

2. 判定标准

平和质为正常体质，其他 8 种体质为偏颇体质。判定标准见下表。

平和质与偏颇体质判定标准表

体质类型	条件	判定结果
平和质	转化分 ≥ 60 分	是
	其他 8 种体质转化分均 < 30 分	
	转化分 ≥ 60 分	基本是
	其他 8 种体质转化分均 < 40 分	
	不满足上述条件者	否
偏颇体质	转化分 ≥ 40 分	是
	转化分 30 ~ 39 分	倾向是
	转化分 < 30 分	否

3. 示例

示例 1 　　某人各体质类型转化分如下：

平和质 75 分　　气虚质 56 分　　阳虚质 27 分

阴虚质 25 分　　痰湿质 12 分　　湿热质 15 分

血瘀质 20 分　　气郁质 18 分　　特禀质 10 分

根据判定标准，虽然平和质转化分 ≥ 60 分，但其他 8 种体质转化分并未全部 < 40 分，其中气虚质转化分 ≥ 40 分，所以此人不能判定为平和质，应判定为气虚质。

示例 2 　　某人各体质类型转化分如下：

平和质 75 分　　气虚质 16 分　　阳虚质 27 分

阴虚质 25 分　　痰湿质 32 分　　湿热质 25 分

血瘀质 10 分　　气郁质 18 分　　特禀质 10 分

根据判定标准，平和质转化分 ≥ 60 分，且其他 8 种体质转化分均 < 40 分，可判定为基本是平和质，同时，痰湿质转化分在 30 ～ 39 分之间，可判定为痰湿质倾向，所以此人最终的体质判定结果基本是平和质，有痰湿质倾向。

中医体质分类与判定表
平和质（A型）

请根据近一年的体验和感觉,回答以下问题	没有（根本不）	很少（有一点）	有时（有些）	经常（相当）	总是（非常）
1.您精力充沛吗?	1	2	3	4	5
2.您容易疲乏吗? *	1	2	3	4	5
3.您说话声音低弱无力吗? *	1	2	3	4	5
4.您感到闷闷不乐、情绪低沉吗? *	1	2	3	4	5
5.您比一般人耐受不了寒冷（冬天的寒冷,夏天的冷空调、电扇等）吗? *	1	2	3	4	5
6.您能适应外界自然和社会环境的变化吗?	1	2	3	4	5
7.您容易失眠吗?*	1	2	3	4	5
8.您容易忘事（健忘）吗? *	1	2	3	4	5
判断结果: □是 □基本是 □否					

（注:标有*的条目需先逆向计分,即1→5,2→4,3→3,4→2,5→1,再用公式转化分）

气虚质（B型）

请根据近一年的体验和感觉，回答以下问题	没有（根本不）	很少（有一点）	有时（有些）	经常（相当）	总是（非常）
1. 您容易疲乏吗？	1	2	3	4	5
2. 您容易气短（呼吸短促，接不上气）吗？	1	2	3	4	5
3. 您容易心慌吗？	1	2	3	4	5
4. 您容易头晕或站起时晕眩吗？	1	2	3	4	5
5. 您比别人容易感冒吗？	1	2	3	4	5
6. 您喜欢安静、懒得说话吗？	1	2	3	4	5
7. 您说话声音低弱无力吗？	1	2	3	4	5
8. 您活动量稍大就容易出虚汗吗？	1	2	3	4	5
判断结果： □是 □倾向是 □否					

阳虚质（C 型）

请根据近一年的体验和感觉,回答以下问题	没有（根本不）	很少（有一点）	有时（有些）	经常（相当）	总是（非常）
1. 您的手脚发凉吗?	1	2	3	4	5
2. 您的胃脘部、背部或腰膝部怕冷吗?	1	2	3	4	5
3. 您感到怕冷、衣服比别人穿得多吗?	1	2	3	4	5
4. 您比一般人耐受不了寒冷(冷空调、电扇等)吗?	1	2	3	4	5
5. 您比别人容易患感冒吗?	1	2	3	4	5
6. 您吃(喝)凉的东西会感到不舒服或者怕吃(喝)凉东西吗?	1	2	3	4	5
7. 您受凉或吃(喝)凉的东西后,容易腹泻吗?	1	2	3	4	5
判断结果:　□是　　□倾向是　　□否					

阴虚质（D型）

请根据近一年的体验和感觉,回答以下问题	没有（根本不）	很少（有一点）	有时（有些）	经常（相当）	总是（非常）
1. 您感到手脚心发热吗?	1	2	3	4	5
2. 您感觉身体、脸上发热吗?	1	2	3	4	5
3. 您的皮肤或口唇干吗?	1	2	3	4	5
4. 您口唇的颜色比一般人红吗?	1	2	3	4	5
5. 您容易便秘或大便干燥吗?	1	2	3	4	5
6. 您的面部两颧潮红或偏红吗?	1	2	3	4	5
7. 您感到眼睛干涩吗?	1	2	3	4	5
8. 您感到口干咽燥、总想喝水吗?	1	2	3	4	5
判断结果： □是　　□倾向是　　□否					

痰湿质（E型）

请根据近一年的体验和感觉,回答以下问题	没有（根本不）	很少（有一点）	有时（有些）	经常（相当）	总是（非常）
1. 您感到胸闷或腹部胀满吗？	1	2	3	4	5
2. 您感到身体沉重、不轻松或不爽快吗？	1	2	3	4	5
3. 您的腹部肥满松软吗？	1	2	3	4	5
4. 您有额部油脂分泌多的现象吗？	1	2	3	4	5
5. 您的上眼睑比别人肿（上眼睑有轻微隆起的现象）吗？	1	2	3	4	5
6. 您的嘴里有黏黏的感觉吗？	1	2	3	4	5
7. 您平时痰多,特别是咽喉部总感到有痰堵着吗？	1	2	3	4	5
8. 您的舌苔厚腻或有舌苔厚厚的感觉吗？	1	2	3	4	5
判断结果：　□是　　□倾向是　　□否					

湿热质（F型）

请根据近一年的体验和感觉,回答以下问题	没有（根本不）	很少（有一点）	有时（有些）	经常（相当）	总是（非常）
1. 您的面部或鼻部有油腻感或者油亮发光吗?	1	2	3	4	5
2. 您容易生痤疮或疮疖吗?	1	2	3	4	5
3. 您感到口苦或嘴里有异味吗?	1	2	3	4	5
4. 您大便黏滞不爽、有解不尽的感觉吗?	1	2	3	4	5
5. 您小便时尿道有发热感、尿色浓（深）吗?	1	2	3	4	5
6. 您的白带颜色发黄吗?（限女性回答）	1	2	3	4	5
7. 您的阴囊部位潮湿吗?（限男性回答）	1	2	3	4	5
判断结果: □是　　□倾向是　　□否					

血瘀质（G 型）

请根据近一年的体验和感觉，回答以下问题	没有（根本不）	很少（有一点）	有时（有些）	经常（相当）	总是（非常）
1. 您的皮肤在不知不觉中会出现青紫色瘀斑（皮下出血）吗？	1	2	3	4	5
2. 您的两颧部有细微红丝吗？	1	2	3	4	5
3. 您的身体上有哪里疼痛吗？	1	2	3	4	5
4. 您的面色晦黯或容易出现褐斑吗？	1	2	3	4	5
5. 您容易有黑眼圈吗？	1	2	3	4	5
6. 您容易忘事（健忘）吗？	1	2	3	4	5
7. 您的口唇颜色偏黯吗？	1	2	3	4	5
判断结果： □是 □倾向是 □否					

气郁质（H型）

请根据近一年的体验和感觉,回答以下问题	没有（根本不）	很少（有一点）	有时（有些）	经常（相当）	总是（非常）
1. 您感到闷闷不乐、情绪低沉吗?	1	2	3	4	5
2. 您容易精神紧张、焦虑不安吗?	1	2	3	4	5
3. 您多愁善感、感情脆弱吗?	1	2	3	4	5
4. 您容易感到害怕或受到惊吓吗?	1	2	3	4	5
5. 您的胁肋部或乳房胀痛吗?	1	2	3	4	5
6. 您无缘无故叹气吗?	1	2	3	4	5
7. 您的咽喉部有异物感,且吐之不出、咽之不下吗?	1	2	3	4	5
判断结果：　　□是　　□倾向是　　□否					

特禀质（Ⅰ型）

请根据近一年的体验和感觉,回答以下问题	没有（根本不）	很少（有一点）	有时（有些）	经常（相当）	总是（非常）
1. 您没有感冒时也会打喷嚏吗?	1	2	3	4	5
2. 您没有感冒时也会鼻塞、流鼻涕吗?	1	2	3	4	5
3. 您有因季节变化、温度变化或异味等原因而咳喘的现象吗?	1	2	3	4	5
4. 您容易过敏（对药物、食物、气味、花粉,或在季节交替、气候变化时）吗?	1	2	3	4	5
5. 您的皮肤容易起荨麻疹（风团、风疹块、风疙瘩）吗?	1	2	3	4	5
6. 您的皮肤因过敏出现过紫癜（紫红色瘀点、瘀斑）吗?	1	2	3	4	5
7. 您的皮肤一抓就红,并出现抓痕吗?	1	2	3	4	5
判断结果：　□是　　□倾向是　　□否					

来源:中华中医药学会.ZYYXH/T 157—2009 中医体质分类与判定.北京:中国中医药出版社,2009.

九类体质的食养原则

中医讲食药同源，食物也具有四气五味、升降浮沉、归经、功效等属性，不同的人进行饮食调养要辨证施膳，且不能脱离日常膳食。下面简要介绍九大类体质的食养原则，大家可以了解一下自己在日常饮食调养中有哪些需要注意的。

◎平和质

食养原则：全面膳食，寒温适中，谨和五味。注意摄入均衡、充足的营养。日常饮食不过于偏食寒性或热性食物，以选择平性食物为宜。五味不得偏嗜，以免破坏身体的内在平衡。

◎气虚质

食养原则：健脾益气，忌滋腻难化之品，忌生冷、苦寒之品。脾胃为气血生化之源，气虚体质者宜养脾益气，常食用健脾益气的食物，如小米、大麦、山药、大枣、鸡肉、牛肉、鲫鱼等。由于气虚体质者脾胃虚弱，忌食各种膏粱厚味。生冷水果、苦寒凉茶等易损伤脾胃，气虚体质者忌食。

◎阳虚质

食养原则：温补阳气，宜温热，忌生冷。阳虚体质者要注意避免损伤阳气，宜食温热食物，羊肉、鸡肉、桂圆、红枣、辣椒、葱、姜、蒜等都是温补阳气的食物。苦瓜、螃蟹、田螺、绿茶等食物性寒，阳虚体质者宜少食。

◎阴虚质

食养原则：滋阴润燥，少食辛辣。阴虚体质者以保养阴精为要务，适当配伍血肉有情之品，如鸡蛋、甲鱼、海参等。此外，可多食芝麻、百合、银耳、秋梨等养阴润肺的食物，少食姜、蒜、韭菜、辣椒等辛辣之物。

◎痰湿质

食养原则：化痰祛湿，多食清淡之品，忌食膏粱厚味。痰湿体质者应多吃豆腐、丝瓜、冬瓜、茭白、扁豆、薏苡仁、海带等祛湿化痰之品，饮食以清淡为主，少吃肥甘、油腻的食物。

◎湿热质

食养原则：清热祛湿，忌肥甘厚味，忌生冷之品，少食辛辣。湿热体质者宜吃赤小豆、绿豆、扁豆、薏苡仁、茯苓、莲子等具有祛湿功效的食物，忌食肥甘厚味、生冷之品，少食姜、蒜、辣椒、酒等辛辣之品。

◎瘀血质

食养原则：活血祛瘀，行气散结，忌寒凉、收涩之品。油菜、慈姑、木耳、醋等食物具有活血祛瘀的功效，宜多食。大葱、茴香等有行气作用的食物也适于瘀血体质者。寒凉、收涩的食物，如乌梅、苦瓜、柿子等，应忌食。

◎气郁质

食养原则：行气解郁，芳香开郁，少食肥甘黏腻之品，少食收敛酸涩之物。柑橘、橙子、茴香、韭菜等食物可使人的气机调达，心情舒畅，气郁体质者可多食。茉莉花、玫瑰花等具有芳香之气的花，可疏肝解郁，适合气郁体质者。乌梅、酸枣、李子、柠檬等收敛酸涩之物宜少食。肥甘黏腻的食物也要少食。

◎特禀质

食养原则：培本固原，尽量避免食用"发物"。特禀体质者宜补益气血，多食百合、山药、胡萝卜、大枣等食物。尽量避免食用甲壳类海鲜、黄豆、牛肉等可致过敏或其他身体不适的"发物"。

🌿 疾病小知识

中国居民平衡膳食宝塔

第一层：谷薯类食物。推荐成年人每天摄入谷类 200～300 克，其中包含全谷物和杂豆类 50～150 克；每天摄入薯类 50～100 克。

第二层：蔬菜类和水果类食物。推荐成年人每天摄入蔬菜类 300～500 克，水果类 200～350 克。

第三层：动物性食品。推荐成年人每天摄入鱼、禽、肉、蛋等动物性食品 120～200 克，每天 1 个鸡蛋，每周至少吃 2 次水产品。

第四层：奶及奶制品、大豆及坚果类。推荐成年人每天摄入奶及奶制品 300～500 克，大豆及坚果类 25～35 克。

第五层：烹调油和盐。推荐成年人每天摄入烹调油 25～30 克，盐少于 5 克。

第六层：活动和饮水。推荐从事低消耗工作的成年人每天饮用 1500～1700 毫升水，每天活动 6000 步。

注：上述食物重量均为可食部分的生重。
来源：中国营养学会 . 中国居民膳食指南（2022）. 北京：人民卫生出版社，2022.

四、别让习惯成为隐患

现代人所患疾病中约 45% 与不良生活方式有关，而导致死亡的因素中约 60% 与不良生活方式有关。有人说，所有慢性病都是生活方式病。现代文明派生出来的一些"富贵病"，已经成为影响人类健康的一大杀手。国际上公认的综合性医学四大期刊之一《柳叶刀》提及：行为因素（吸烟、二手烟、饮酒）、饮食因素（水果和蔬菜摄入量低、食用红肉及加工肉类过多）、代谢因素（糖尿病、肥胖）、环境因素（空气污染、紫外线）和感染因素（乙肝病毒、人类免疫缺陷病毒等）是与癌症致死相关的五大因素。而这五大因素大多也与不良生活方式相关。高血压、糖尿病、高脂血症和心脑血管病的预防和治疗更是与人们的生活方式息息相关。

近期，一家科技公司对 2100 年人类的长相做出了预测，并模拟出了三维模型，他们给这位未来人取名为"明迪"。估计大多数人看了明迪的形象都会大吃一惊。由于长时间坐在办公桌前看电脑显示屏，经常伸长脖子看手机，明迪成了驼背。同时，因为不良姿势对颈椎造成的压力，明迪的颈部肌肉变厚。又由于长时间握着手机，她的手永久性地变成了爪状，而且肘部弯曲成 90 度。更古怪之处是，明迪长出了双眼睑，以避免电子屏幕的蓝光过多地进入眼睛，造成伤害。这或许只是科技公司为了警醒人们而夸大其词、危言耸听。但是日常不良的行为习惯确实正在威胁着我们的身体健康。

不只是体态问题

伏案工作、低头看手机，越来越多的人开始受颈椎病困扰。最开始是肩颈痛，逐渐加重并向上肢放射，当头部或上肢姿势不当时，上肢就会发生剧烈的闪电样锐痛，还会有皮肤发麻、发冷等异常感觉。颈椎病严重的患者，可能出现肌肉萎缩，甚至瘫痪。姿势不当、疲劳、受凉、外伤、不良情绪等都是颈椎病的诱发因素，最主要的内因是颈椎间盘、小关节及相关韧带筋膜慢性损伤老化退变。这种慢性的老化退变是上述不良因素长期作用的结果，预防颈椎病要从日常改正不良姿势和锻炼肩颈部肌肉着手，长期坚持方能有效。

如果你注意观察，会发现如今很多人的体态都是"窝胸型"，扣肩窝胸，肩胛骨向后凸起，肩头冲前，胸部凹陷，头部前伸。《黄帝内经》中说："背者，胸中之府，背曲肩随，府将坏矣。"这种窝胸塌背的状态，使人气脉不通、血液及淋巴液回流不畅，会导致痰湿壅塞、肝气郁滞，形成脏腑疾病。在我们的胸口处有一个重要穴位——膻中穴。"膻中者，臣使之官，喜乐出焉"，心包经气聚集于此，宗气聚于此，膻中是气机抒发和汇集的枢纽。窝胸时气机无法宣发，气机郁滞，继而引起胸闷、气短、抑郁。你回想一下，窝胸塌背地工作学习久了，是不是有胸闷、气短、情绪不畅的感觉。你还可以用手去轻轻按压自己两侧锁骨上窝的中央，这里是缺盆穴。大多数人会摸到硬邦邦的结块或筋节，再按揉一下，会有酸胀感，说明缺盆穴是"锁紧"的状态。"五脏六腑，心为之主"，而"缺盆为之道"。缺盆之道不通，气血不畅，身心疾病就会接踵而至。

练一练，纠正体态

你认为的体态问题，不仅是体态问题，引发的健康问题不容忽视，而这些问题本来是可以避免的。教给大家几招有效的肩颈部保健动作，每天坚持做一做，帮你缓解肩颈不适，纠正不良体态。

◎猫式呼吸

难度系数：★★★

动作要点：

1 胸腹部向下，背部向上，双手、双膝着地，双手分开与肩同宽，两膝分开与臀部同宽，脚背贴地。

2 吸气，同时慢慢将臀部翘起，腰向下微曲，肩膀下沉，眼睛稍向上看，脖颈向前向上牵引，头微微向上向后仰。

③ 呼气，同时像猫一样慢慢拱起上半身，尾骨微收，低头，眼睛看向大腿位置，肩部下沉，感觉肩胛骨和背部的伸展。

上述动作重复 10～20 次，缓解肩、颈、腰的酸痛。

◎贴墙站立

难度系数：★★

动作要点：

① 脚后跟离墙约 10 厘米的距离，双脚分开与臀部同宽，双眼平视前方，臀部、背部、后脑勺贴墙。

② 双手伸直，手心朝向墙壁，双手向后放在两侧后腰部，感觉腰椎呈自然曲度。

③ 夹紧臀部和大腿的肌肉，双肩自然下沉的同时向后贴墙，打开胸腔。

上述动作坚持 10 分钟左右，改善体态，缓解肩颈不适。

◎五劳七伤往后瞧

难度系数：★★

动作要点：

① 自然站立，两肩下沉，两臂伸直，掌心朝后，指尖朝斜下伸出，双眼正视前方。

② 两臂外旋，缓慢抬至与身体两侧成45度，掌心向斜后方，同时头缓慢向左后方转，眼睛看向斜后方，肩向后舒展，胸腔打开，到极限处停留2秒。

③ 身体重心缓缓下降，两膝微弯曲，同时头转正，两臂内旋，屈肘，两掌分别按于胯旁，掌心朝下，指尖向前。

上述动作左右交替重复做6次，可有效缓解肩颈不适。

久坐伤身

这两年，"年轻人逃离大厂，自愿降薪去干体力活"的故事屡屡被推上热搜。有人羡慕写字楼里坐办公室干脑力活的白领，有人却试图逃离，想干"不费脑子"的体力活。这其中的原因复杂，但有一种让人听起来五味杂陈的理由——轻体力活听上去可让人的腰肢舒展，手脚忙碌起来，不用被'焊'在办公椅上盯着电脑，又能减肥，又能锻炼身体，还能赚钱。干过轻体力活的网友站出来回怼："这其中的苦和累只有干了的人才知道，不是为了糊口谁愿意干。"

我们不去深究脑力活和轻体力活哪个更好，但从此类故事屡上热搜可以看出，不少人对久坐的工作充满了厌恶和无奈。一周至少 5 天坐着上班的久坐族深知久坐的危害，最彻底的逃离就是放弃从事这类工作，但是现实中有多少人能做出这样的选择？事实上，连续静坐 2 小时或一天累计静坐 6 小时就是久坐，不只是写字楼里的上班族，有些从事体力活的人也免不了久坐，久坐可以说和现代社会的每一个人息息相关。

久坐早已被世界卫生组织列为十大致死致病的杀手之一，研究显示，久坐会使死亡风险增加 15% ~ 40%，使心血管疾病风险增加 12% ~ 20%，使肺癌风险增加 27%，使肠癌风险增加 30%，使子宫癌风险增加 28%。"久坐易早死"不是危言耸听，但是"打工人"很难完全避免。我们难道就只能"坐以待毙"了吗？有没有什么办法可以减少久坐对身体的危害？看看下面这些办法，选择你可以做的尝试一下吧。

动一动，更长寿

（1）主动增加站着办公的时间。佩戴运动手环或设定手机提醒，每隔 30 分钟至 1 小时提醒自己起身活动活动；如果不影响工作，可以使用升降桌或升降架，站起来办公。

（2）抓住一切起身活动的机会。比如，使用容量较小的水杯,增加到茶水间添加茶水的机会,多走动走动。

（3）养成规律运动的习惯。保证每周的运动量达到推荐水平,可以在一定程度上消除久坐对健康的危害。推荐成年人每周进行 150～300 分钟的中等强度有氧运动,或 75～150 分钟的高强度有氧运动,或相同运动当量的中等强度与高强度有氧运动混合。

（4）改变不良的坐姿。当我们坐着的时候,身体会给椎间盘造成 4 倍于体重的压力,这种压力是站立时的 1.4 倍。如果坐姿不良,身体的重心不平衡,容易导致腿部肌肉损伤,造成双腿不等长,并使颈椎及背部产生痛感,甚至导致脊柱变形。交叉腿、二郎腿等不良坐姿会对血管产生压迫,不仅容易引起静脉曲张、静脉炎等,还会导致血液回流不畅,影响大脑和心脏功能。正确的坐姿是什么样的呢?

◎肩胛骨下沉并向后收缩,使胸腔打开;下巴和头收回,与肩膀垂直,双眼平视前方。

◎腰背自然挺直,上半身重心落在坐骨上,上身可靠在椅背上,并使用合适的腰垫,减少腰背部的肌肉紧张,维持腰椎的生理前凸。

◎大腿与小腿之间、大腿与腰部之间均保持 90°,上臂与前臂之间保持 90°。

睡眠是一种疗愈

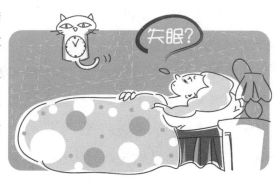

人不能不睡觉，有一种非常罕见的遗传病叫"致死性家族性失眠症"。患者在发病前没有任何异常，到四五十岁时某一天突然开始发病，从此失眠、睡不着觉，连续的失眠多日后，患者的心智、运动、语言等能力逐渐衰退直至丧失，在几个月到几年的时间内便会死亡。科学家们至今还不能确切地回答人为什么要睡觉的问题。简单地说，人在睡眠的过程中，全身（包括中枢神经系统等）都会得到恢复和休息。有一种理论认为，睡眠是为了有利于身体修补受损的细胞，因为在睡眠的最初数小时内，大脑基底部的脑垂体会释放出大量的生长激素，这种生长激素能促进体内蛋白质的代谢，从而促进体内组织的生长和修复。另一种理论认为，睡眠有助于大脑保存人在清醒时接收的信息。

"熬夜伤身"这个道理几乎人人都知道，然而当代不少年轻人一边熬夜一边养生。《中国睡眠研究报告 2023》的调查显示，我国民众每晚平均睡眠时长为 7.4 小时，近半数民众的每晚平均睡眠不足 8 小时，甚至有 16.79% 的民众每晚平均睡眠时长不足 7 小时。熬夜已经成为部分大学生的常态，57.96% 的大学生经常熬夜。

古人日出而作，日落而息，有早睡早起的习惯，晚上 7 点至 9 点睡觉，早晨 3 点至 5 点起床。如果参照古人的标准，现代人几乎所有人都在熬夜。为了健康，我们就得仿照古人，晚上 7 点睡觉，早晨 3 点起床吗？当然不是。说到睡眠，我们就不得不提到人体的生物钟。

人类的生物钟

现代对生物节律现象和机制进行系统的研究始于 20 世纪 60 年代，是随着时间生物学的创立开始的。通常把生物体内激发生物节律并使之稳定维持的内部定时机制称为生物钟。健康人体的活动大多呈现 24 小时昼夜的生理节律，这与地球有规律自转所形成的 24 小时周期是相适应的。生物钟帮助我们调节生命活动，使复杂的生命活动得以有序和协同地进行。睡眠和觉醒是一种内在的规律，与自然界的昼夜节律相符。

每个人因年龄、遗传基因、生存环境等方面的差异，体内的生物钟可能略有不同。同时，生理节律还受外界环境周期性变化（包括光照的强弱和气温的高低等）的影响。与古代相比，现代人的生活已经发生了翻天覆地的变化，进入电灯照明的时代之后，夜晚的工作和娱乐活动扰乱了人们原本的睡眠时间，人们的生物钟也被迫做出改变。人们推迟了入睡和起床的时间，但是每天约 8 小时的睡眠时间仍与古人一致。大象每天只睡 4 个小时，猫头鹰每天要睡 17 个小时。每个物种的睡眠时间都有一个合理范围。对大部分成年人而言，如果每天保证不了大约 8 小时的睡眠，身体就会发出抗议，出现免疫力下降、代谢功能紊乱、心情低落等。长期的睡眠不足还容易诱发心血管疾病、癌症、2 型糖尿病和抑郁等。

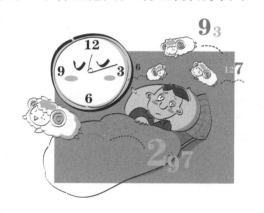

　　除了睡眠时间，睡眠质量也同样重要。有的人睡 8 小时，但是做一晚上的梦，深度睡眠时间很少，睡眠质量不高，醒来后仍觉得很疲惫。褪黑素是人体内诱导自然睡眠的生理性激素，通常情况下，人的大脑从晚上 9 点左右开始分泌褪黑素，凌晨 2 点左右体内的褪黑素水平达到高峰，凌晨 5 点左右停止分泌褪黑素，早晨 7 点左右残留的褪黑素便被身体代谢掉了。因此,晚上 9 点至 11 点睡觉,早晨 5 点至 7 点起床,最有助于保证 8 小时睡眠时间和良好的睡眠质量。

测一测,你有好睡眠吗?

睡眠是一种疗愈,是我们的身体在主动进行养生,因此身体最知道什么样的睡眠是好的睡眠。问问自己以下几个问题,帮助你判断自己是否有足够的好睡眠。

1 你早晨醒来是否会感觉没有休息好?

2 如果不使用闹钟,你会睡过头吗?

3 你是否在工作时间经常犯困?

4 你是否经常会在看书或看电视时睡着?

5 你在无聊的时候会犯困吗?

6 你是否感觉不能胜任高效的工作?

7 你经常感到疲惫和易怒吗?

如果你的答案都是"是",那么你可能就欠了睡眠债。由于昼夜节律的影响,你即使没有足够的睡眠,也可能具有规律的觉醒周期,但你的身体已然受到了损害。睡眠债不仅影响记忆力、创造力和解决问题的能力,长此以往,身体的神经调节、内分泌等都受影响。"睡眠债会导致人的寿命缩短"这种说法并不是空穴来风。照顾自己的身体,从睡眠开始,让睡眠帮助你修复身心，恢复活力。

健康小知识

什么是中等强度运动?

我们可以通过心率来判断运动的强度。一个人的最大心率一般等于 220 减去年龄，运动时心率达到最大心率的 60% ~ 70%，可判断为中等强度。还有一个简便的判断方法，当你运动的时候不引起心率和呼吸频率明显增加，为低强度运动；如果运动时心率增加，说话时有一定气促为中等强度运动；如果运动时心率和呼吸频率明显加快，不能说出完整的句子，则为高强度运动。

五、病是愁出来的

曾经跟一位身体硬朗的百岁老人聊天，我好奇地问："您家是不是有长寿基因? 或者您是不是有什么养生秘诀?"老人淡然一笑："想得开就没心事，苦日子、好日子一天天就过来了。"淡然豁达地过一生听起来没多了不起，能真正做到的人却不多。人们常说："做人心态好，病魔都不找。"可见，情绪和疾病有着密切的关系。

　　张女士今年 42 岁，两个儿子从小就淘气不服管教，张女士没少因为他俩的事儿生气，她常跟丈夫哭诉："早晚被这俩孩子气死。"小儿子刚上初一，成绩不好，还经常逃课、打架。大儿子已经上初三，眼看着就要中考，成绩是年级垫底的，最近居然还迷上了摩托车，在寄宿学校被老师逮到晚上翻墙出学校，跟朋友飙车"炸街"。

　　这天下午，张女士被大儿子的班主任请到学校谈话，回家后，她回忆起十几年来对这个家庭的付出。丈夫工作忙，几乎不过问家里的事，张女士为了照顾两个孩子，辞去工作当了十几年的家庭主妇，到头来不但孩子们的学习没管好，青春期的儿子们还时常对她恶语相向，亲子关系很差，张女士根本无力管教儿子们。想到这些，张女士泪流满面，失声痛哭起来。哭着哭着，张女士忽然感觉胸闷、呼吸困难、心脏疼、浑身开始发抖，可怕的濒死感袭来，她赶紧拨通急救电话。

　　张女士住进了医院，医生给她开了各种检查，最后建议她去看心理科。医生说："我们心内科该做的检查都做了，没有什么大问题，您可能是'心脏神经症'，需要心理医生来治疗。"张女士家里一地鸡毛，哪还有工夫去看心理医生，听医生说没什么大问题，她就出院回家了。可是不到半年，在一次跟儿子的争吵后，张女士又出现了那些可怕的症状。虽然到医院检查仍没查出什么器质性病变，但是张女士的身体越来越差，吃东西没食欲，晚上睡不着，成天郁郁寡欢，时不时还头晕。四十出头的她看起来憔悴不堪，像个小老太太。

这个故事里面，医生提到的"心脏神经症"属于心身疾病。心身疾病的发生和发展与心理社会应激和情绪反应有关，在心理应激后起病，在不良情绪的影响下恶化。治疗心身疾病，要采取心、身结合的治疗原则，所以故事中医生建议张女士去看心理科。大多数人甚至都没听说过心身疾病，但它对人健康的影响已经构成了严重威胁。有研究显示，心身疾病在内分泌科的患者中占比为 75.4%，心血管内科中占 60.3%，门诊和住院患者中约有 1/3 患有心身疾病。我们常见的很多疾病，比如支气管哮喘、神经性咳嗽、胃溃疡、肠道易激综合征、咽部异物感、经前期紧张症等，都可受到心理应激、负性情绪的影响而起病、恶化。因此，"病是愁出来的"这种说法不无道理。

应激与心身疾病

创伤性事件、长期糟糕的生活状况、生活中的重大挫折，甚至是日常的小麻烦都会引起应激反应，即我们所说的痛苦。心理学家将引起应激反应的外部事件称为应激源。应激与我们的生活息息相关，亲人离世、自然灾害、车祸意外、罹患绝症等重大变故，或是被上司批评、与人发生争吵、在公众场合丢脸等让人不愉快的事情都是应激源。

我们的身体会对应激源产生反应。比如，一个人从小就害怕老鼠，有一天他打开抽屉，一只老鼠突然从抽屉里蹿出来，抽屉里面还有十来只没长毛的红皮幼鼠在蠕动。他会有什么反应？心跳加速、起鸡皮疙瘩、大量出汗、瞳孔放大……这些生理反应都属于应激反应。人体还有些应激反应我们可能察觉不到，例如，肾上腺素分泌，血糖和血压升高，消化道蠕动减少，消化液分泌减少，支气管扩张，大脑和内脏中的血管收缩等。在紧急情况下，身体的应激反应可以帮助我们采取行动，比如逃跑、战斗，但如果长期处于高水平应激状态，便容易引发心身疾病。

大多数时候，我们会很快调节自己的情绪，有效地应对应激。但如果我们不能及时、有效地应对，长期处于负性情绪中，我们的健康就会受到损害，导致神经内分泌系统紊乱，交感神经系统－副交感神经系统失去平衡，机体的交感神经处于亢奋状态，副交感神经功能减退，大量释放加快心率、收缩血管的活性物质，心率增快使耗氧量增加，而此时的冠脉血管处在收缩状态，反而造成心肌氧气的供应减少。负性情绪还会导致胃黏膜分泌的保护性黏液减少，使胃内容物的酸性增加，这种状况持续存在，就易导致胃溃疡的发生。而负性情绪造成的消化道蠕动减少，又与痉挛性结肠炎、肠易激综合征等疾病相关。此外，长期的心理应激还会加快免疫细胞的端粒缩短，加速细胞的衰老，进而对人体健康造成不良影响。因此，避免处于长期的应激反应中，有利于心身疾病的预防。

你是 A 型人格吗？

生活中有这么一类人，他们工作节奏快、喜欢竞争、容易暴怒、不享受成就、不轻易接受失败，研究者将这一类人归为 A 型人格的人。研究人员发现，A 型人格的人更易患心血管疾病、胃病等，而当他们接受应激管理训练后，罹患相关疾病的风险得到有效降低。坚韧、乐观的积极生活态度有利于我们应对应激，如果你无力应对应激，建议寻求心理医生的帮助。

当你想摆脱负性情绪时，可以试试下面这些方法，希望它们能帮助你享受更健康的生活。

（1）关注生活中美好的一面，回忆你觉得幽默、愉快的情景。

（2）试图理解经历的不幸事件,并从中发现意义。

（3）寻求朋友、亲人的情感支持,握手、拥抱等身体接触有助于缓解应激。

（4）健康饮食,为身体提供充足的营养,以有效应对应激。

（5）寻找一种自己喜欢的锻炼方式,进行规律的体育锻炼。

（6）培养自己的幽默感,让自己感受更多积极的情绪。

（7）参加有趣的活动,以及跟朋友聚会等愉快的社交活动,有助于分散注意力,缓解应激。

（8）增强自己的内控能力,从管理自己的生活开始,高度投入自己的生活中。

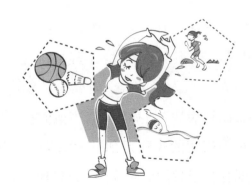

"七情"与疾病

中医学中讲"内伤致病",指人的情志活动或生活起居有违常度,超过了人体自身的调节范围,直接伤及脏腑气血阴阳而发病。内伤致病的因素中就包括"七情",即喜、怒、忧、思、悲、恐、惊七种情志活动。五脏与情志活动有对应的密切关系，《黄帝内经》中称"喜伤心""怒伤肝""悲伤肺""思伤脾""恐伤肾"，七情内伤会直接影响脏腑，导致脏腑气血紊乱而发病。其中，心为五脏六腑之大主，心主神志，所以"愁忧恐惧则伤心"。

中医在临床中发现，七情内伤多见心、肝、脾的功能失调。比如，过喜、惊吓、思虑劳神均可伤心，让人出现心悸、失眠、健忘等症状。怒则伤肝，肝气郁结，会出现两胁胀痛、头目胀痛、咽部异物感、妇女痛经等症状。思虑过甚、忧愁过度则伤脾，让人出现大便溏泄、食欲不振等症状。此外，不良的情志刺激还会影响疾病的康复，剧烈的情志波动往往会使病情加重。

调摄不良情志

历代养生专家对调摄不良情志有不同的方法，大体可将这些方法归纳为节制法、疏泄法、转移法和以情胜情法。

（1）节制法。通过加强道德修养和意志锻炼，用理性克服情感上的冲动，避免情志过激。

（2）疏泄法。把积聚、抑郁在心中的不良情绪宣达、发泄出去，恢复心理平衡。比如，通过倾诉、痛哭的方式发泄不良情绪。

（3）转移法。通过参加体育活动或者适当的体力活动，转移注意力，用肌肉的紧张去消除精神的紧张。观看演唱会、喜剧节目等，排解愁绪，舒畅气机，也可以调摄不良情志。

（4）以情胜情法。古人总结了很多以情胜情的经验，例如，悲胜怒，怒胜思，思胜恐，恐胜喜，喜胜悲。

人体小知识

情商是什么?

心理学家认为，情商是以下四种能力的组合。

❶ 感知情绪——发现和解读自己和他人情绪的能力。

❷ 利用情绪——利用情绪思考和解决问题的能力。

❸ 理解情绪——理解情绪之间复杂关系的能力，例如，悲伤和愤怒之间的关系，或者为何两个人对同一事情有不同的情绪反应。

❹ 管理情绪——调节自己的情绪并影响他人情绪的能力。

第三章

你忽视的症状，
是身体求救的信号

一、从头看病

疾病信号 ① 头痛

很多人感受过头痛的滋味，有的人甚至忍受头痛多年，小小的头痛成了缠人的顽疾，让人非常痛苦。头痛的原因很多，遗传、饮食、内分泌和精神因素等都可能导致头痛。不同的人头痛的疼痛感可能区别很大，有的人只是轻微的不适，有的人却头痛欲裂，难以忍受。疼痛程度是一种主观的判断，有人专门制定了头痛的评判标准，将头痛程度分为轻度、中度、重度三种：

（1）轻度头痛不伴恶心、呕吐，不影响日常生活，用一般的止痛药有效。

（2）中度头痛伴恶心、呕吐，可影响日常生活，需要特异性药物或更强的止痛药方能见效。

（3）重度头痛则头痛剧烈，伴恶心、呕吐，头痛的发作使患者难以忍受，并且严重影响日常生活。

头痛的部位、性质和疼痛时间有助于我们判断是什么疾病引起了头痛。比如，偏头痛多为单侧的搏动性头痛；高血压引发的头痛一般是集中在太阳穴、额部、后脑勺的搏动痛，或是整个头部的胀痛；眼科疾病引起的头痛，一

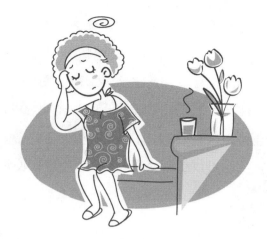

般局限在眼眶、前额或颞部，表现为搏动痛或者跳痛；蛛网膜下腔出血引起的头痛多为突然剧烈头痛，难以忍受，并伴有呕吐；三叉神经痛、舌咽神经痛等引起的头痛多表现为持续数秒至数十秒的刺痛或电击样痛；紧张性头痛多为双侧重压感、紧箍感或戴帽感等非搏动性疼痛。

如果头痛常在清晨加剧，则考虑颅内占位性病变、鼻窦炎等疾病引起的可能性较大；如果头痛在咳嗽、喷嚏、摇头时加剧，则要考虑颅内高压性头痛、颅内感染性头痛和脑肿瘤性头痛等；女性月经期头痛多为偏头痛；因不良姿势引起的颈肌痉挛所致的头痛，在按摩或活动颈部肌肉后可逐渐缓解。

发生头痛时要及时去医院查明病因，如果是蛛网膜下腔出血、颈动脉夹层、脑膜炎等引起的头痛，病情危急，救治不及时易危及生命。特别要警惕高危头痛，比如，突然暴发且

疼痛很严重，过去没有发生过类似情况的头痛，在用力后出现，伴有视觉障碍、意识状态改变，或者出现抽搐、伴有感染的征象等。偏头痛、紧张性头痛、神经衰弱引起的头痛危险性一般较低，对常见低危头痛的急性期治疗，在头痛初期用药，可以减少头痛对工作和生活的影响，比如，使用非甾体抗炎药可以缓解头痛，但要避免过度使用药物的情况。

疾病信号 ② 头晕

　　头晕是日常生活中非常常见的症状，特别是女性，长时间蹲着或者坐着，突然站起来时感觉头晕，眼前一片漆黑，头重脚轻。这类头晕一般为体位性眩晕，很快就能自己缓解。主要是因为蹲着或坐着时，血液集中在下半身，突然站起时，没有充足的血液迅速到达头部，引起大脑暂时性供血不足。贫血、高血压、低血糖是生活中易引发头晕的常见疾病，这类头晕一般在治疗后就可以缓解。

　　患糖尿病、帕金森病、颈椎病的人，可能经常性头晕，而且晕的时候有一种不平衡感，出现这种症状时建议去神经科就诊。颈椎病患者也可能发生颈性眩晕，比如伸颈的时候突然出现头晕，但短时间内就会缓解。此外，耳石症、急性迷路炎、梅尼埃病等也会引发眩晕。

　　如果在头晕的同时还伴有复视、头痛、视物模糊、发音不清等症状时，需要警惕脑部的血管疾病、炎症和肿瘤等。

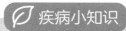 疾病小知识

"BE FAST"快速识别脑卒中

脑卒中，被称为我国人民生命健康的"头号杀手"，我国每年脑卒中新发病人的数量高达约250万。急性脑卒中已成为我国居民的第一大致死原因和致残因素。警惕脑卒中症状，尽早识别、救治，要记住"BE FAST"口诀。

"B"——"Balance"，指平衡，患者丧失平衡或协调能力，突然出现行走困难；

"E"——"Eyes"，指眼睛，患者突然出现视力变化、视物困难；

"F"——"Face"，指面部，患者出现面部不对称，口角歪斜；

"A"——"Arms"，指手臂，患者手臂突然出现无力感或麻木感，通常出现在身体一侧；

"S"——"Speech"，指语言，患者说话含混不清，不能理解别人的语言；

"T"——"Time"，指时间，如果患者出现上述症状的任何一种，提示可能出现脑卒中，千万不要等待症状自行缓解或消失，应立即拨打急救电话或去医院，获得医疗救助。

疾病信号 3 面容改变

面容的改变是眼睛能直接观察到的，但是没有丰富的医学知识和临床经验，就很难将它们与疾病关联起来。自己和身边亲近的人最容易发现彼此面容的变化，如果能敏锐地观察到这些改变，引起重视，就更有可能得到尽早诊治。下面介绍几种比较容易识别的面容改变，看看它们可能与哪些疾病相关。

（1）面容浮肿。多见于肾性水肿，特别是肾炎性水肿。肾脏疾病导致水、钠潴留和低蛋白血症，易引起眼睑、颜面部和下肢水肿。中国慢性肾脏病的患病率为 10% ~ 13%，已成为继肿瘤、心脑血管病、糖尿病之后威胁人类健康的重要疾病。如果出现面容浮肿的情况，要引起重视，及早就医。糖尿病人出现水肿，要警惕糖尿病肾病。糖尿病肾病是糖尿病最常见的微血管并发症之一，无论是 1 型还是 2 型糖尿病，30% ~ 40% 的病人可出现肾脏损害。

（2）面肌痉挛。面肌痉挛通常局限于一侧面部，即一侧面神经所支配的肌肉发作性无痛性收缩，首发症状常从下睑眼轮匝肌的轻微抽搐开始，逐渐向上扩展至全部眼轮匝肌，进而向下半部面肌扩展，尤以口角抽搐较多。严重者整个面肌及同侧颈阔肌均可发生痉挛。眼轮匝肌严重痉挛时使眼不能睁开，从而影响生活和工作，并可伴轻度无力和肌萎缩。面肌痉挛一般在精神紧张、疲劳、自主运动时加剧，睡眠时消失。80%～90%的面肌痉挛是由血管压迫面神经根部引起的，虽然进展缓慢，但一般不会自然好转，应及时到医院神经科就诊，药物治疗、面神经微血管减压手术治疗对大部分患者有良好的效果。

此外，颅内肿瘤、炎症，梅杰综合征，抽动症等也可引起面部痉挛。病人出现症状时，一定要到正规医院找出病因，积极治疗。

（3）面容消瘦。如果是食物摄入不足、营养不良引起的面容消瘦，通过调理饮食，增加营养摄入可逐渐改善。而病理性因素引起的面容消瘦则要积极排查病因，在医生指导下进行治疗。甲状腺功能亢进症是一种高代谢疾病，可导致患者出现食欲亢进、面部消瘦和体重下降等症状。患者存在甲状腺相关性眼病时，通常表现出眼球突出，则更加显得面容消瘦。如果出现类似症状，大家要及时就医，必要时辅以甲状腺功能检查以确诊疾病。

出现面容消瘦还应排查是否患糖尿病，糖尿病的典型症状为"三多一少"，即多尿、多饮、多食和体重减轻。糖尿病是常见病、多发病，45岁以上人群要做好糖尿病筛查。由于单纯检查空腹血糖，糖尿病的漏诊率较高，因此应增加餐后血糖的测定，必要时可进行口服葡萄糖耐量试验，以便及早发现和治疗。

此外，恶性肿瘤、结核病等也可导致面容消瘦，因此对无故出现的面容消瘦千万不要掉以轻心。

（4）面容变丑。感觉自己越来越丑，可能是生病了。特别是出现眉弓和颧骨高突，额骨增生、肥大，下颌增大前突，齿间隙增宽伴咬合困难或错位，面部皮肤及软组织增厚，额部有深皱褶，鼻肥大，唇厚舌大等变化，建议到神经内科、神经外科或内分泌科就诊。这种面容改变多见于生长激素持久或过度分泌的肢端肥大症病人，垂体生长激素瘤是这种内分泌代谢性疾病的主要原因之一。

疾病信号 4 脱发

我们常调侃脱发的人是"聪明绝顶"，实际上，脱发的原因众多。肾虚、肝血不足、精神压力大、营养缺乏、身体肥胖等是导致脱发过多的常见原因。而这些病因与不良的生活习惯关系密切，比如，大量吸烟饮酒，经常性熬夜，再加上不爱吃粗粮和蔬菜，过量食用富含脂肪、蛋白质的食物和刺激性的食物等。此外，使用质量低劣的洗发护发用品，以及不当的吹发、烫发、染发方式等，均会对头发造成伤害，引起脱发。

如果感兴趣，您可以把自己一天掉的头发收集起来，数一数每天的脱发量大概是多少根。正常人每天脱发量一般为 100 根以内，如果您的脱发量在正常范围内，通常可视为生理性脱发，是正常的头发脱落现象，属于身体的一种正常新陈代谢过程。如果您的脱发量远远超出正常范围，就有理由怀疑是过度脱发或异常脱发了，需要排查病因，积极治疗。那么，哪些疾病会引起脱发呢？

雄激素性秃发多见于青壮年男子。表现为皮脂分泌过多，毛囊堵塞，伴有头皮脂溢性皮炎，可能与脂肪代谢障碍、精神刺激、维生素缺乏、遗传等因素有关。雄激素性秃发多发生在前额及头顶部，表现为毛发均匀性稀疏，有的变为秃顶，常有脱屑和不同程度的瘙痒。

缺铁性贫血也会引起脱发。贫血引起的脱发与脂溢性脱发较为相似，可表现为整个头顶毛发稀疏。当人患缺铁性贫血时，因血液中红细胞的携氧能力下降，运送到身体各部位的氧量减少，而使得人体头发的毛囊细胞缺氧，毛发的生长进而受到影响。

此外，斑秃、甲状腺功能减退或亢进、真菌感染等均是病理性脱发的原因。

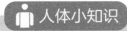 人体小知识

头发的秘密

头发除了具有保暖功能外，还具有装饰头部、缓冲外界物体对头部的伤害、阻止或减轻紫外线对头皮和头皮内组织的损伤等功能。此外，头发还具有一个不为众人所知的功能，即生物指示器功能，人体内的有害重金属元素（如汞）、非金属元素（如砷）等都可沉积在人的头发中，通过检测头发中的有害元素含量，即可分析出是否暴露于有毒有害污染中。

疾病信号 ⑤ 眉毛、睫毛的异常

眉毛和睫毛的变化，通常表现为颜色和数量上的变化。女性眉毛特别浓黑，可能与肾上腺皮质功能亢进症有关。肾上腺皮质功能亢进症通常是肾上腺皮质激素分泌过多而引起的综合征，患者可出现多毛、脱发、痤疮、满月脸、向心性肥胖、闭经等症状。由于病情的严重程度不同，个人体质不同，病人的临床表现有所不同。某些轻型病例可能只表现出多毛症。如果女性眉毛特别浓黑，建议到医院就诊，经医生全

面检查后综合诊治。

睫毛的生长周期为 2 周左右，睫毛的自然掉落是正常的新陈代谢过程，无须格外担心。如果睫毛大量掉落并且眼部有其他症状，那可能是有炎症发生。由于炎症刺激造成睫毛大量脱落的情况，比如，眼睑炎、结膜炎，以及睫毛处的毛囊炎等，可在医生指导下使用药物治疗。眼表疾病中，蠕形螨感染引起的睑缘炎、结膜炎等易被忽视，如果眼部炎症反复出现，久治不愈，要注意区别是否有蠕形螨寄生。如果确诊蠕形螨感染，应坚持除螨治疗，同时注意眼部卫生，对枕巾、毛巾等私人物品进行高温消毒灭螨。

疾病信号 ⑥ 眼睛的异常

有人说眼睛是人体仅次于大脑的第二强大器官，如果把人的眼睛比喻为相机，那眼睑相当于镜头盖和快门，角膜和晶状体相当于镜头，虹膜相当于照相机的光圈，玻璃体相当于照相机的胶片室，而视网膜则和胶片照相机的胶片或者数码相机的成像原件作用相同。眼睛的结构复杂，眼科医生通常需要借助专业的仪器来检查眼睛，凭我们自己的肉眼观察，一般只能发现充血、分泌物异常、肿胀、赘生物、眼球突出等外观的异常。

眼睛发生的异常变化，不仅与眼部疾病有关，还可能和某些全身疾病有联系。高血压、糖尿病、肾脏疾病、血液病和炎症性疾病等都可能在眼部表现出症状。

白眼球充血发红是日常生活中比较常见的情况，一般只有一只眼睛出现，而且白眼球上有出血片，可能与之相关的疾病有眼外伤、头部挤压伤、结膜炎、高血压、动脉硬化、肾炎、血液病和某些传染性疾病等。白眼球充血一般在 7～12 天内可自行吸收，初期呈鲜红色，以后逐渐变为棕色。如果反复发作，要注意检查是否有除眼病外的其他疾病，应针对原发病进行有效治疗。

白眼球常有小红点出现，是毛细血管末端扩张的结果，多见于糖尿病患者。黑眼球周围出现金绿色或暗棕色环，一般见于罕见病——肝豆状核变性，通常发生于儿童或青少年，与身体的铜代谢障碍有关，应及早治疗。

眼球突出是比较容易被观察到的症状，高度近视的人因为眼轴过长而显得眼球突出，一般属于假性眼球突出，无法缓解，建议高度近视患者每年做眼底检查，以便及时发现病变。患甲亢、甲状腺功能减退等甲状腺疾病时，容易出现双眼眼球突出。此外，脑膜瘤、泪腺肿瘤、鼻窦肿瘤等也容易引发眼球突出。

眼睑位于眼球的前方，如果出现红肿、浮肿、闭合不全等情况，我们非常容易观察到。

（1）眼睑红肿。红肿的地方有疼痛感，早期可摸到硬块，以后化脓破溃，轻者可自行消退。多见于麦粒肿。

（2）眼睑闭合不全。即黑眼球在眼睑闭合时仍有外露，多见于小儿。中医认为露睛是由脾虚、气血不足造成的。成年人如果出现一侧眼睛露睛，常与面神经麻痹相关，如果还伴有眼球突出，要考虑颅内病变，可能与脑肿瘤等有关。

（3）黑眼圈。人们在失眠、疲劳过度时，容易出现黑眼圈，经过充足的休息，一般会缓解。不过，黑眼圈也可能是一些慢性疾病的外在表现，如慢性肝病、神经衰弱、慢性胃炎、过敏性鼻炎等。女性痛经、月经不调、经血量过多时，也容易存在黑眼圈。

（4）眼睑浮肿。如果前一晚睡前喝水过多，或者哭得太伤心，次日晨起时出现眼睑浮肿属于正常情况。排除上述这些原因，经常性的眼睑浮肿可能与肾炎有关，肾炎导致眼睑浮肿的特点是早晨起床时明显，活动后减退。因为患肾炎时肾脏对水的调节和排泄功能受损，使体内的水和钠增多，导致过多的水积在疏松组织里，而眼睑是疏松组织较多的部位，较易水肿。

人体小知识

眼泪是"金豆豆"

眼泪中除含有大量的水外，还含有少量无机盐、乳铁蛋白、β－溶素、溶菌酶、免疫球蛋白等，具有湿润眼球表面、抑菌和抗菌的作用。眼泪能湿润眼球表面，湿润结膜囊，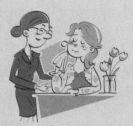有助于眼角膜获得营养和氧气。此外，眼泪的分泌可促进细胞正常的新陈代谢，流泪还有助于排出人体的某些毒素。从眼泪的成分和作用上来看，它还真是名副其实的"金豆豆"。

疾病信号 7 鼻子的异常

鼻子是呼吸的门户，承担着重要的生理功能，我们通过鼻子呼吸，依靠鼻子闻气味，鼻腔中的黏液纤毛清除系统还可以帮助我们有效地转运呼吸道中的黏液、颗粒性物质和细菌等。鼻腔还具有一项我们非常熟悉的功能，就是让我们打喷嚏。当鼻黏膜受到刺激时，我们的声门突然开放，气体从鼻腔和口腔急速喷出，就可以清除鼻腔中的异物和刺激物等。

鼻子透露的疾病信号往往从鼻子的外观、分泌物、嗅觉等表现出来，比如鼻头发红、流不同性状的鼻涕、嗅觉减退和鼻塞等。

挖鼻和拔鼻毛常常引起鼻疖，小疖肿处会红肿疼痛，疖肿成熟后顶口会出现脓头。由于金黄色葡萄球菌是主要致病菌，我们可以使用抗生素软膏涂抹治疗，但是千万不要挤压疖肿处。鼻根部与上唇三角形区域被称为"危险三角区"，鼻部皮肤感染可造成致命的海绵窦血栓性静脉炎。因此，对于"危险三角区"内的各种痘痘，千万要避免挤压。

鼻头的皮肤发红、毛细血管扩张，甚至出现丘疹、脓疱等，可能是得了"酒糟鼻"。得了酒糟鼻后，在饮食上要加以注意，避免食用辛辣刺激性食物，少饮酒。如果检查出与毛囊蠕形螨寄生有关，可按医嘱服用甲硝唑。

观察鼻涕的不同性状，可以帮助我们判断疾病，以下这几种常见的鼻涕，透露出哪些疾病信号呢？

（1）清水样鼻涕。多见于伤风感冒初期和变应性鼻炎发作的患者。

（2）白色黏液样鼻涕。多见于慢性单纯性鼻炎，除了流黏液涕，还会有鼻塞的症状。

（3）黄色脓性或黏液性鼻涕。多为慢性肥厚性鼻炎，此类患者的鼻涕较黏稠，不易擤出，而且伴随着持续性的鼻塞。

（4）鼻分泌物中带血。多见于鼻及鼻窦炎症，以及鼻腔外伤、异物、结石、肿瘤等。

除了流鼻涕，我们还可能遇到流鼻血的情况。抠鼻孔、鼻部受到撞击等情况引起的鼻出血最为常见。此外，肿瘤、炎症，以及血液疾病、内分泌失调、维生素缺乏等全身原因也可能引起鼻出血。

嗅觉的灵敏度也与健康息息相关，你曾遭遇过嗅觉失灵吗？例如，一瓶醋放在面前，却闻不到酸味。嗅觉减退可能与鼻孔、鼻腔或鼻咽部闭锁或粘连，中鼻甲与下鼻甲肥大，鼻腔慢性肉芽肿，鼻息肉或肿瘤等疾病有关。此外，萎缩性鼻炎、变应性鼻炎、病毒感染、化学损伤、鼻顶部外伤、肿瘤及老年性退变等引起嗅黏膜、嗅神经及其末梢的病变等，也容易导致嗅觉减退。

👤 人体小知识

打喷嚏是人体的防御反应

人的鼻腔黏膜非常敏感，一旦受到物理或化学刺激，就会做出反应，产生反向性急速深吸气及快速深呼气动作，使气流经鼻腔及口腔迅速喷出，这就是喷嚏。在打喷嚏的瞬间，鼻腔的气流速度可高达 170 千米 / 小时，高速的气流可以把上呼吸道中的刺激物、病原体等带走，从而帮助人体预防疾病。

打喷嚏时用纸巾遮住口鼻，是公共场合的文明行为。但是注意不要将口鼻完全捂住，因为打喷嚏时从鼻孔喷出来的气流速度非常快，如果捂住鼻子和嘴巴，气流和携带的呼吸道分泌物会被压入鼻窦或通过咽鼓管进入内耳，而不利于身体健康。

疾病信号 8 唇色的异常

正常人的嘴唇一般红润、柔软、有弹性。如果嘴唇干燥、脱屑、皲裂，甚至肿胀、起水疱，可能与唇炎、慢性胃病、缺乏 B 族维生素等有关。

唇色的变化，往往也可预示疾病。唇色发白，多见于贫血；唇色深红，除发高烧外，可能是"上火"了；嘴唇出现樱桃的那种红色，多见于一氧化碳中毒；唇色青紫多见于先天性心脏病、心力衰竭、血管栓塞、肺心病等，在哮喘即将发作的情况下，嘴唇也会出现青紫的颜色；唇色发黑多为消化系统功能失调所致，可能会伴有便秘、腹泻、失眠、食欲差等症状；如果在嘴唇、嘴角，特别是下嘴唇上长有很多黑色的斑点，则有可能是黑斑息肉综合征，患者大多有胃肠道多发性息肉，并且一生中患癌的风险很高。

疾病信号 9 口腔黏膜的异常

正常人的口腔黏膜呈粉红色，表面光滑、湿润，没有斑点和其他改变。最常见的口腔黏膜疾病是口腔溃疡，大多数口腔溃疡在持续 7~10 天后就能痊愈。在观察口腔黏膜时，要警惕长期存在的"白斑""红斑""黑斑"，口腔黏膜上的这些斑癌变率较高，要特别警惕。

（1）口腔黏膜白斑。口腔黏膜出现乳白色、微高起的斑膜，可能是鹅口疮，2 岁以内的婴幼儿容易患这个病。一般是奶嘴消毒不严，或用不干净的毛巾擦洗口腔导致了感染。鹅口疮比较容易治疗，可用 2%~4% 小苏打溶液清洗口腔，或局部涂抹制霉菌素鱼肝油混悬溶液，注意哺乳卫生，给患儿加强营养。中老年男性好发口腔白斑病，口腔黏膜上出现白色斑块，不能擦去。口腔白斑病患者有 3%～5% 可能会发展成癌症，如果口腔黏膜上的白斑出现突起、溃疡或硬结，可能有癌变倾向。口腔白斑病与长期的外界刺激有关，如吸烟、喜食烫食、喜嚼槟榔等。

（2）口腔黏膜红斑。有的红斑伴有轻微的疼痛感，鲜红的斑块上有小米粒状的白色颗粒；有的红斑没有明显的疼痛感，常发生于舌缘、舌腹及舌根，颜色呈红色，质软，界限清楚。口腔黏膜红斑容易发生癌变，其癌变率比口腔黏膜白斑高17倍，如果发现，一定要重视，及时到医院诊治。

（3）口腔黏膜黑斑。多见于颊黏膜、上腭及牙槽嵴，边界清楚，较小，形状不规则。如果黑斑迅速增大，边界不清，色素不均或增深，甚至出现结节、出血，则可能是已经恶变的表现，须尽快就医。

疾病信号 10 舌诊

舌诊是中医诊断中的重要方法，通过观察病人的舌质、舌苔和舌下络脉的变化，了解病人的生理功能和病理变化。舌为心之苗窍，心和则舌能知五味矣。舌为脾之外候，舌苔是由胃气熏蒸谷气上承于舌面而成的，与脾胃运化功能相应。此外，由于经络沟通，其他脏腑也与舌相关，脏腑发生病变，就会在舌象上出现相应的变化。医生在舌诊的时候，主要是观察舌色、舌形和舌苔等。

舌色一般有淡红、淡白、红、暗红和青紫色等。健康人的舌色一般为淡红色，明润光泽。如果舌的颜色浅淡，甚至发白，病人可能有气血亏虚、阳气虚衰等问题。如果舌的颜色鲜红，可能是脏腑温热或湿热导致的，也可能是虚火上炎，多属于热证。这种情况再进一步发展，虚火旺盛，舌色就会变成暗红色。如果舌的颜色为青紫色，则表明身体内气血运行不畅，有气血壅滞的情况。

舌色一般较好分辨，但是光凭舌色还不足以辨证，还需要观察病人的舌形。我们常听说的裂纹舌、齿痕舌即舌形。此外，还有胖大舌、瘦薄舌、芒刺舌等舌形。

（1）胖大舌。胖大舌比正常舌大而厚，多与脾肾阳虚、津液输布障碍、水湿之邪停滞于体内有关。

（2）瘦薄舌。舌体瘦薄多与气血阴液不足，舌失于濡养有关，常见于气血两虚者或阴虚火旺者。

（3）芒刺舌。舌乳头突起如刺，呈红色或黄黑色，即为芒刺舌。舌尖生点刺，多为心火亢盛；舌边生点刺，多为肝胆火盛；舌中生点刺，多为胃肠热盛。

（4）裂纹舌。舌面上出现"人""川""∫"等形状的裂纹，深浅不一，裂纹可见于舌尖、舌边、舌前部等不同位置，即为裂纹舌。裂纹舌一般与阴血亏虚、脾虚湿蕴有关。

（5）齿痕舌。齿痕舌多与胖大舌同时出现，因为舌体胖大，舌体受牙齿挤压导致舌边出现齿痕。常与脾虚、气虚或湿热痰浊壅滞有关。

望舌苔也是中医望诊中的重要部分，我们身体不舒服去看中医,常常会听到医生说"你舌苔有点厚"。舌苔变厚一般就是体内邪气渐盛的表现。正常人的舌苔是白而润的薄苔,舌苔发黄则表明有热证、里证,黄色越重,热势越重。黄苔进一步发展,就会出现灰苔或黑苔,颜色越深,病情越重。

观察舌头应选择自然光线充足的地方,舌诊之前避免食用容易染色的食物或药物,比如,火龙果、橄榄、黄连等,以免影响诊断。此外,由于年龄、体质、性别不同,人的舌象不尽相同,比如,老年人气血一般偏虚,脏腑功能减退,舌色相对暗红。牙床不规整的人,舌边也会留有齿痕。不同的气候环境同样会导致舌象发生改变,夏季暑湿则舌苔多厚,秋季干燥则舌苔相应会偏干、偏薄。因此,舌诊需要丰富的临床经验,结合实际,认真分析,才能知常达变,避免误诊。

疾病信号 11 耳鸣

耳鸣是一种常见的症状,在日常生活中,不少人体验过耳鸣的滋味。不过,每个人感受的耳鸣可能并不相同,有的耳鸣音调高,像哨音、蝉鸣音,有的耳鸣音调低,如"隆隆声""咔嗒声"。生理性的耳鸣症状轻微,短暂发生后自动消失,可能跟头位和体位的变化相关,也可能由失眠、疲劳所致,对工作生活几乎没什么影响。

如果耳鸣影响正常的工作和生活,则需要排查是否是疾病引起的。耳部疾病，如耵聍栓塞、中耳炎、咽鼓管阻塞、耳硬化症、梅尼埃病、老年性耳聋等均可引起耳鸣。某些全身性疾病，如高血压、贫血、动脉硬化、糖尿病、肾病、更年期综合征等，也可引起耳鸣。此外，耳鸣还可能与精神心理因素有关。如果能找到原发病变，进行治疗，一般能较好地控制耳鸣。但是，有一些耳鸣难以查出病因，因此很难得到有效治疗。

目前，耳科医生对耳鸣的治疗主要是帮助患者适应耳鸣。在耳鸣咨询、声音治疗的基础上，配合药物、助听器、针灸和手术等治疗方法。医生首先确定患者的耳鸣音调，然后选择适合患者的掩蔽声和响度，通过助听器、掩蔽器、随身听和耳机等，增强部分毛细胞相对应的窄带噪声，降低神经元的异常自发放电活动，从而达到缓解耳鸣的作用。在进行声音治疗时，患者需要保持松弛的状态，如果精神紧张，则可能影响治疗效果。

耳鸣的病因错综复杂，慢性耳鸣的治疗周期长，而且需要医患之间的高度信任和密切配合。耳鸣患者在治疗过程中，也要学会自我调节，松弛训练就是非常有效的一种调节方式。患者闭目静坐或平卧，用意念让神经和肌肉渐渐放松，先从头皮、额头、面部肌肉开始放松，然后放松四肢，乃至全身的肌肉。每天训练 1～3 次，每次 10～20 分钟，让自己的身心感受松弛的状态，学会控制自己的身体。消除身心的紧张、焦虑，对于缓解耳鸣也大有帮助。

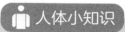

人体小知识

耳垢该不该掏？

许多人有掏耳朵的习惯，有的地方还提供专门的采耳服务。看着耳垢从耳朵里被掏出来，让人觉得很解压。耳垢实际上是耳道中耵聍腺的正常分泌物。有的呈黄色或棕褐色黏性油脂状，俗称为"湿耳"；有的与耳道皮肤落屑混合形成干硬块，称为"干耳"。无论哪种耳垢都有润滑耳道皮肤、黏附异物、防止水分进入的作用。

频繁掏耳垢，特别是使用金属或塑料制成的、质地比较硬的挖耳勺，再加上掏耳垢时角度不正确、不知深浅，极易刺破薄薄的外耳道皮肤和毛囊，从而导致外耳炎。发炎的耳道表皮往往会失去自动排出耳垢的能力，致使耳垢越积越多。此外，自己掏耳朵很可能将耳垢推向耳道后部，使耳垢更不容易排出。

其实，干性耳垢是可以自行排出的，一般没有必要掏。而湿性耳垢比较黏，不易自动脱落，有湿性耳垢的人如果出现了堵塞现象，并且影响了正常听力，可以去医院请医生帮助取出耳垢。

二、看四肢知末疾 *

疾病信号 12 杵状指

杵状指较容易辨认，但一般人可能不知道它还跟疾病相关。杵状指表现为手指末端增生、肥厚、增宽、增厚，指甲从根部到末端拱形隆起呈杵状。

杵状指大多与呼吸系统疾病和某些心血管疾病有关。这些疾病引起肢体末端慢性缺氧、代谢障碍和中毒性损害，导致手指末端变成杵状。如果是呼吸系统疾病引起的杵状指，患者一般还会伴有咳嗽、咳痰、呼吸急促、胸闷、气短等表现；如果是心血管疾病引起的，则可能伴有乏力、心悸、头晕、发绀等症状。呼吸系统疾病中，慢性肺脓肿、支气管扩张、支气管肺癌、肺气肿等均可引起杵状指。心血管系统疾病中，慢性肺心病、发绀型先天性心脏病、亚急性感染性心内膜炎等是引起杵状指的常见疾病。此外，肝硬化、甲状腺功能亢进症、克罗恩病等也可能引起杵状指。

疾病信号 13 腱鞘囊肿

手腕上突然长出一个圆圆的肿物，摸起来像个光滑的小

---

* 末疾 —— 古语云："末，四支也。"末疾即四肢的疾病。

球，不疼不痒，过几个月发现，似乎这个肿物慢慢长大了一些。很多人看到身上长肿物，会非常担心，怕是肿瘤。这种看起来人畜无害而且还在慢慢长大的肿物，让人不敢大意。其实，这种肿物很常见，它是长在关节附近的一种囊性肿物，学名腱鞘囊肿，不会恶变，也比较容易治疗。

腱鞘囊肿特别容易长在腕背、手指、手掌等处，肿物较小的时候，不会给人带来不适感，随着肿物慢慢长大，在活动关节或者囊肿处受到重压的时候，可能会有一定的酸胀感。腱鞘囊肿的发生，可能与慢性损伤和结缔组织黏液退行性变有关，比如，经常做家务的家庭主妇，拖地、刷碗、洗衣服等导致手腕劳损，就容易引起手腕部的腱鞘囊肿，这也是为什么得腱鞘囊肿的女性比男性多。

虽然是良性的病变，如果不治疗，囊肿长大后容易引起患处不适，影响关节的活动。所以，我们不能对它放任不管。在刚发现腱鞘囊肿的时候，我们可以每天坚持轻柔地按压囊肿和周围组织，囊肿破裂后就可以自愈了。如果坚持按压而不见效，可以到医院就诊，医生用穿刺的方式，将囊液抽出，然后注入药液，包扎好即可，方法简单，而且没有什么痛苦。但是，腱鞘囊肿较容易复发，如果多次复发想要进一步治疗的话，可能就需要手术完整切除囊肿。

疾病信号 ⑭ 肩周炎

肩周炎有一个俗称,叫"五十肩",因为 50 岁左右的人容易得。得过肩周炎的人都刻骨铭心,特别是急性期,疼痛严重,非常影响正常生活。

肩周炎刚出现的时候,只是关节附近隐隐地疼痛,慢慢地疼痛加剧,胳膊都不敢抬起来。一般急性期为 2 个月,急性期内由于剧烈疼痛,病人非常痛苦,特别是夜晚温度降低时,疼痛更加严重,让人无法入眠。由于胳膊活动时会引起刀割样、撕裂样的剧痛,病人患侧上肢活动严重受限,梳头、穿衣、刷牙等需要胳膊上抬的动作几乎都无法完成。

病程持续 2 个月左右,一般会转入慢性期。慢性期的肩周炎疼痛程度大幅下降,不会令人难以入睡,但是在胳膊活动的时候,仍然会感觉非常痛,大概需要半年时间,疼痛才会基本缓解。约 1 年以后,大部分采取康复训练的患者可以基本恢复胳膊的活动范围。

肩周炎令人非常痛苦,硬扛不仅不利于恢复,还容易遗留运动障碍,因此要积极寻求医生的帮助。急性期让医生帮忙镇痛;慢性期可采取适宜的运动疗法,进行康复训练。合理的治疗可让患者少受痛苦,且恢复得更彻底。

下面介绍一种适宜在慢性期练习的身体活动,也可以作为预防肩周炎的运动长期练习。

身体前屈 90 度，双眼看向地面，一只手扶住椅背，另一只手持 1～2 千克的重物，先垂直于地面，然后沿前后方向来回摆动，练习 5～10 分钟后换另一只手，再练习 5～10 分钟，每天 2～3 次。

肩周炎的发生与姿势不良密切相关，长期伏案工作的人一定要注意多活动关节。年轻时不重视，等到四五十岁，软组织退行性变，对各种外力的承受能力减弱时，肩周炎就容易找上门了。

疾病信号 15 静脉曲张

静脉曲张常发生在腿部，腿上的静脉像蚯蚓一样，弯弯曲曲地突起于皮肤上，站立的时候特别明显，躺卧的时候可能消失不见。我国约有 10% 的人患有不同程度的静脉曲张。早期的静脉曲张几乎没什么症状，但是随着病情发展，患者可能会感觉到腿部酸胀、发沉、易疲劳，腿部还会出现轻微水肿。如果病情进一步加重，腿部皮肤上可能出现湿疹和溃疡，甚至继发感染。

静脉曲张的发生与腿部和下腹部承受过分的压力有关，长时间站立、长期便秘、久坐等都是导致静脉曲张的因素。怀孕和肥胖也是造成下肢静脉曲张的危险因素。老年人患静脉曲张的居多，特别是老年女性。这是因为随着年龄增加，我们的静脉血管壁会变得脆弱，失去弹性，就更容易发生静脉曲张。而女性的骨盆较宽大，血管结构过度弯曲，以及月经期、绝经期时骨盆内的静脉容易充血，所以就更容易引起静脉曲张。

下肢静脉曲张的预防特别重要，下面这些方式可以帮助我们有效地预防下肢静脉曲张。

（1）保持标准体重，避免体重过大造成腿部压力过大。

（2）减少站立的时间，如果从事需长时间站立的工作，可以不时活动双腿，加快腿部的血液循环。

（3）减少久坐，多进行中等强度的有氧运动。

（4）注意补充水分，特别是天气炎热时和运动后应适量补水。

（5）穿弹力袜，或使用压力绷带，帮助腿部肌肉推动血液回流心脏，减少静脉压。

轻微的静脉曲张通常不需要治疗，通过改善生活方式，增加运动可以缓解病情。如果症状较重，可以在医生的指导下，服用药物或采取手术治疗。特别是出现以下几种情况时，要立即就医。

（1）出现静脉曲张的血管因外伤引起严重出血。

（2）腿部皮肤出现溃疡、变色，或有经常出血的倾向。

（3）静脉曲张的血管呈现出红色。

疾病信号 16 膝关节退行性病变

中老年人特别容易膝盖疼，膝关节僵硬、肿大，甚至影响日常活动。引起膝关节疼痛的疾病很多，比如，风湿性关节炎、骨关节肿瘤、膝关节软骨损伤等，其中有一种情况特别常见，就是膝关节退行性病变。

膝关节是人体中的一个承重关节，很容易被磨损，磨损后生成的骨刺刺激关节，就容易引起膝关节的不适。大多数的膝关节退行性病变进展缓慢，症状不重的患者通过非药物治疗就可以有效减轻疼痛、改善功能。那么，有哪些方法可以有效缓解症状呢？

（1）减少不合理的运动，避免长时间奔走、爬山、蹲、跪、跳等，以保护受累的膝关节。

（2）超重者应减轻体重，以减轻膝关节的负担。

（3）可戴护膝保护关节，使用手杖、拐杖、助步器等减少受累关节负重。如有膝内翻或外翻畸形等情况，可穿矫形鞋改变膝关节的不平衡负重。

（4）可采用热疗、针灸、按摩等治疗方法增加局部血液循环，减轻炎症反应。

（5）合理锻炼关节肌肉。适度进行游泳、太极拳、八段锦等运动；在非负重状态下做膝关节屈伸活动。

（6）对于关节软骨轻、中度磨损的患者，还可以服用氨基葡萄糖,改善软骨营养,促进修复,缓解骨关节炎的疼痛症状,改善关节的功能。

疾病信号 17 腿部浮肿

我们可能有这样的体验,乘长途火车,长时间久坐,不站起来活动,下肢血液循环不畅,腿部就会浮肿。还有的人吃太咸的食物时,会发生腿部浮肿的现象。这些情况引起的腿部浮肿一般短时间就可以缓解,大家也可以试试喝玉米须茶来消除水肿。玉米须是一种传统的中草药,具有利水消肿、降压等功效。现代药理研究表明,玉米须中的玉米须多糖具有利尿作用,对于消除浮肿有效。取玉米须 60 克,将玉米须晒干,洗净,加 2 升水煎至 300 毫升,每日服用 1 次。

当然,造成腿部浮肿的因素有很多,如果是下面这些情况,就需要及时就医了。

（1）营养不良性水肿。当人体营养不良而使血浆白蛋白降低,可导致水肿。浮肿一般先出现在下肢,逐渐向上蔓延并遍及全身。浮肿前,先有营养吸收障碍或慢性消耗性疾病等。

（2）局部性下肢浮肿。此症多由下肢静脉、淋巴管受阻导致体液进入组织间隙所致,常见疾病有下肢栓塞性静脉炎、淋巴管炎、盆腔或下肢肿瘤压迫静脉等,浮肿常出现于单侧下肢,一般不会蔓延全身。

（3）由心力衰竭及下肢血栓性静脉炎造成的腿部长期肿胀。下肢血栓性静脉炎常常为一侧或局部出现腿肿胀、疼痛，行走时加重，而充血性心力衰竭则可致双腿肿胀。

疾病信号 18 腿抽筋

腿抽筋的时候腿部肌肉突然剧烈地收缩，非常疼痛。抽筋虽然仅持续几分钟，但是发作后肌肉的不适感或触痛可以持续几个小时。引起腿抽筋的原因通常有以下几个：

（1）血钙较低者，尤其是绝经后的妇女雌激素下降，血钙不足，易导致肌肉应激性增高，常引发腿抽筋。

（2）腿部受凉，比如，游泳时水较凉可引起腿部抽筋，夜里室温较低时，腿脚露到被子外面，也可导致腿部受凉而抽筋。

（3）疲劳、休息不足或休息过多，可导致机体组织中的酸性代谢产物堆积，进而引起肌肉痉挛。运动时间过长，也可使乳酸堆积而引起肌肉痉挛。

（4）睡眠姿势不良，例如，长时间仰卧或俯卧，而使小腿的某些肌肉长时间处于绝对放松状态，会引起肌肉被动挛缩。

如果出现小腿后侧抽筋，可以将抽筋一侧的腿伸直，用手抓住抽筋一侧的大脚趾，将脚背向胸部方向屈曲，使小腿后侧有明显的牵拉感，持续 1～2 分钟，小腿抽筋可慢慢缓解；或用双手使劲按摩小腿肚子，也可见效。

针对引发小腿抽筋的几种常见原因，大家可以从以下几个方面来预防。

（1）血钙不足者，应适当补充钙，并经常晒太阳，或加服维生素 D，以促进钙的吸收。

（2）夜间睡眠时容易抽筋者，睡觉前适当活动一下腿脚，或按摩足部和腿部，可以预防抽筋。另外，应注意保暖，加盖被子。

（3）尽可能穿舒服的鞋，并避免长时间运动。对由扁平足或鞋子不合脚导致抽筋的患者而言，穿舒服的鞋可避免发生腿抽筋。

疾病信号 19 糖尿病足

对糖尿病患者来说，糖尿病足非常可怕，严重的糖尿病足表现出坏疽时，几乎要靠截肢才能保命。糖尿病足的致残率和致死率较高，统计数据显示，在三级甲等医院中，约27.3% 的截肢是糖尿病足导致的。糖尿病足不仅治疗困难，而且令患者非常痛苦，给患者的家庭造成了非常大的负担。因此，预防糖尿病足特别重要，控制血糖并注意足部的护理是预防糖尿病足最关键的方式。

（1）控制饮食并遵医嘱使用药物降糖，有效、平稳地控制血糖，使血糖保持在空腹血糖 6～8 mmol/L（毫摩尔 / 升），餐后 2 小时血糖 8～10 mmol/L 的水平。

（2）注意足部的保暖，适当进行足部运动，以改善局部的血液循环。

（3）注意足部的卫生，每晚用不超过 40℃的温水泡脚或用中药足浴，时间不超过 15 分钟。

中药足浴

（4）经常抬高足部，减轻足部压力，促使静脉血液回流。

（5）避免足部的外伤，修剪指甲时要特别注意。

糖尿病患者至少每年要进行一次专业的检查，确定是否存在外周血管病变。高危患者还要注意日常对足部进行检查，每天检查足部皮肤的温度，用手握住足部，检查有没有热点；检查足部有没有畸形或者包块；检查足部是否有发白或发紫的情况；检查足部是否有麻木感或发凉的感觉。

疾病信号 20 踇外翻

踇外翻表现为大脚趾根部突出，大脚趾尖向小脚趾侧过度倾斜，当穿较窄或表面较硬的鞋子时，大脚趾跖趾关节内侧受到挤压和摩擦，导致红肿疼痛。重度的踇外翻患者症状更加严重，穿任何鞋子都会引起疼痛，甚至不能步行，而且可引发鸡眼、足弓塌陷等并发症，非常影响生活质量。姆外翻较常见，约有 12% 的人会患病。研究显示，姆外翻的发生具有明显的遗传倾向，约 70% 的姆外翻患者具有家族遗传史。而且患姆外翻的女性远远多于男性，特别是经常穿高跟鞋和尖头鞋的中老年妇女更易发病。

预防姆外翻最关键的是穿合适的鞋子，鞋跟不要太高，鞋头尽量宽松一些，不要让脚趾被束缚和挤压。特别是有家族遗传史的女性，最好不要穿尖头高跟鞋。此外，可以经常做一些赤足运动，脱掉鞋，穿上舒服的袜子，在鹅卵石或地板上行走等，有利于加强足底肌肉的力量。

轻度的姆外翻一般采取保守治疗的方式：可穿宽松厚底的鞋子，防止姆外翻症状继续加重；在大脚趾和二脚趾之间夹棉垫，或通过支具治疗；加强趾功能的锻炼；做理疗、热敷等以改善症状。如果保守治疗没有效果，或者症状严重影响日常生活，可能就需要采取手术治疗。

疾病信号 21 脚气与脚臭

脚臭的根源是脚部皮肤排汗较多，潮湿环境下脚部细菌大量繁殖，并分解角质蛋白，加之汗液中尿素、乳酸的作用，使脚部散发出难闻的臭味。一般的脚臭可以不治疗，因为这是人体的一种正常疏泄现象，只要注意脚部卫生即可。但长期脚臭，又不注意脚部卫生，发展成脚气就比较麻烦了。

脚气，是足癣的俗称，是一种由真菌感染引起的常见的癣类皮肤病。成人中70%~80%的人有脚气，只是轻重不同而已。脚气常在夏季加重，冬季减轻，也有人长年不愈。脚气患者通常会有出汗、脚臭、脚痒等症状，严重的患者趾缝间会出现掉皮、红肿、水疱、裂口、溃烂等症状。脚气如不及时治疗，有时可传染至其他部位，如引起手癣和甲癣等，有时因为痒，皮肤被抓破，继发细菌感染，会引起严重的并发症。

医学上，一般将脚气分为三种类型：糜烂型脚气、水疱型脚气和鳞屑角化型脚气。

糜烂型脚气，多发于第三趾与第四趾间，以及第四趾与第五趾间。初起时，趾间潮湿发白或有小水疱，干枯脱屑后，剥去皮屑为湿润、潮红的糜烂面，非常痒。

水疱型脚气，多发于足缘部。初起为壁厚饱满的小水疱，有的可融合成大疱，疱液透明，周围无红晕。自觉奇痒，搔抓后常因继发感染而引起丹毒、淋巴管炎等。

鳞屑角化型脚气，多发于足跟。主要表现为皮肤粗厚且干燥，角化脱屑、瘙痒，易发生皲裂。本型是一种慢性病，一般无水疱及化脓症状，但病程较长，且经久不愈。

想要根治脚气，一定要遵医嘱，坚持足量、足疗程用药。

脚气是浅部真菌病，主要通过接触传染，因此消灭传染源和切断传播途径是非常有效的预防措施。在日常生活中，预防脚气，首先要注意穿透气性好的鞋袜，保持足部干燥。潮热的环境最适宜真菌生长，在干燥透气的环境下，真菌就难以致病。其次，不与他人共用鞋袜、浴盆、脚盆等生活用品，切断真菌可能传播的途径。

人体小知识

常跷二郎腿不可取

很多人经常跷二郎腿，却不知这个行为正是引发疾病的隐患。经常跷二郎腿可能会引起以下身体问题。

①发生骨盆和关节损伤。跷二郎腿时，由于一侧的骨盆和髋关节受压明显强于另外一侧，因此易造成骨盆的倾斜。此外，跷二郎腿使膝关节处于旋转、屈曲的状态，易增加膝关节内的压力，加重关节的软骨磨损，从而引起膝关节退行性病变。

②引起腿部静脉曲张或血管栓塞。跷二郎腿时，容易压迫腿后部的腘窝，使腘窝处的静脉受压、静脉回流受阻，久而久之，可能导致腿部静脉曲张或下肢的血管栓塞形成。特别是糖尿病、高血压、心脏病患者，要避免经常跷二郎腿，以免加重病情。

③导致脊柱变形，引发下背痛。跷二郎腿时，脊柱处于非正常生理状态，时间一长，易引起腰背部肌肉疼痛，甚至引起儿童和青少年的脊柱侧弯。

三、脏腑在内，病状在外

疾病信号 22　心悸

心悸指患者自觉心慌感或心脏跳动不适感，心悸时心率可快、可慢，也可见心律失常。偶尔出现的心跳不适或心慌，如果在几秒内自动消失，一般不需要太担心。但是反复发作的心悸，则需要重视，尽快到心内科就诊。

正常人的心跳一般为每分钟 60～80 次，如果心跳急促，就会感觉不适。剧烈运动、受到惊吓、喝浓茶和咖啡等，都会导致心率上升，但这些情况引起的心跳急促是正常的，一般稍微休息后就会平复。如果静止状态下，持续心跳急促，每分钟 100 次以上，或者出现胸痛、头晕眼花、呼吸困难、出冷汗等情况，就需要立即就医。

心率缓慢，心脏搏动时有停顿，也可引起心悸，中医脉诊为结脉或代脉，一般与气血不足、心阳亏虚有关。成人心率如果低于每分钟 60 次为窦性心动过缓，大多是疾病导致的，应尽快就医检查。

冠心病、高血压性心脏病、肺源性心脏病、风湿性心脏病、各种心律失常等均可引起心悸的症状。此外，甲状腺功能亢进症、低血糖、贫血、低钾血症等也可引起心悸。

人体小知识

心为君主之官

当一个人安静时，心脏每分钟约跳 70 次，每次泵血约 70 毫升，每分钟约泵 5 升血。如此推算，一个人如果活到 80 岁，他的心脏一生泵血所做的功，大约相当于将 25 吨重的物体从海平面举到珠穆朗玛峰顶所做的功，由此不难看出，心脏的能量是多么巨大。

中医认为，心脏在五脏中处于最重要的地位。心主神明，如果心脏功能正常，则人精神饱满，神志清明；如果心脏功能出现障碍，则可致精神异常，神智迷乱，还可能出现健忘、失眠、心慌、惊悸、癫狂等症状。

心主血脉，心脏的搏动推动着血液的流动，向器官、组织提供充足的血流量，供应氧和各种营养物质，并带走代谢的终产物，使细胞维持正常的功能。体内各种激素和一些其他体液因子，也要通过血液循环运送到靶细胞，实现机体的体液调节，维持机体内环境的相对稳定。

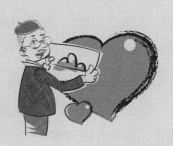

对人类而言，心脏一旦停止跳动，生命就将终止。因此，大家一定要重视心脏出现的各种不适症状，这些不适症状可能就是心血管疾病的征兆。

疾病信号 23 心绞痛

心绞痛发作时，病人会感觉胸部、左肩、左臂内侧，甚至颈部、无名指等部位有压榨感、发闷感、紧缩感或灼烧感，用手压或者拍击都不能缓解疼痛。心绞痛最常见的病因是冠状动脉粥样硬化引起的冠状动脉狭窄或堵塞。此外，主动脉狭窄或关闭不全、原发性肥厚型心肌病、先天性冠状动脉畸形、风湿性冠状动脉炎、梅毒性主动脉炎等引起心肌缺血缺氧，也会引发心绞痛。

如果您之前从未发生过心绞痛，第一次发生，一定要尽快就医，以排除急性心肌梗死等疾病。

如果您是多次发作的稳定型心绞痛患者，冠状动脉内的斑块较稳定，疼痛一般发生于寒冷、饱食、体力劳动或情绪激动时。在心绞痛发作时，您应该立刻停止活动，并舌下含服硝酸甘油等，稳定型心绞痛一般在数分钟内就可缓解。

如果心绞痛发作次数增多、疼痛程度加重，或持续时间延长，而且含服硝酸甘油后缓解的效果也不如之前，则要尽快就医，这可能是稳定型心绞痛发生恶化了，不及时就医治疗可能导致严重后果。

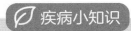 疾病小知识

心脑血管疾病的"魔鬼时间"

有学者研究发现，早晨 6:00 — 9:00 这个时间段，心脑血管疾病的发病率最高，因此这个时间段称为心脑血管疾病的"魔鬼时间"。由于人体的生物钟节律影响，每天日出的时候，人体交感神经兴奋性升高，心跳加快，血压上升，心肌耗氧量增加。又由于夜晚睡眠期间人体内水分自然流失，水分得不到及时补充，早晨血液黏度就会偏高。这些因素对于心脑血管疾病来说，都是危险因素。因此，在这个时间段，高危人群应避免过量活动、用力排便等，起床后可以先喝一杯温水，补充夜晚人体流失的水分。

疾病信号 24 病毒性肝炎

病毒性肝炎是指由肝炎病毒引起的以肝脏损害为主的传染病，常见的有甲型肝炎、乙型肝炎、丙型肝炎、丁型肝炎和戊型肝炎等。病毒性肝炎属于传染病，呈世界范围流行，传播途径复杂且发病率高，严重危害人类健康。我国约90%的原发性肝癌是由病毒性肝炎发展而来的。肝脏是"沉默器官"，它没有痛感神经，只要还有30%的肝组织正常工作，人体通常就不会有异常症状。因此，早预防、早发现特别重要。

甲型和戊型肝炎主要是经肠道传播，需重点切断的传播途径为粪—口传播途径，应注意食品卫生和个人卫生。生活中应注意饭前便后洗手，外出用餐宜使用消毒的食具，不吃生食，制作生、熟食物时分别使用单独的厨具，不与他人共用剃须刀、牙刷等私人物品等。

乙型、丙型和丁型肝炎是经肠道外传播的病毒性肝炎，主要通过血液、体液传播。生活中预防此类传染病，应避免到不正规的私人诊所拔牙、补牙；避免到不正规的美容店文眉、文身；不与他人共用剃须刀、牙刷等私人物品；不与他人发生不洁性行为；已经感染的孕妇要在医生指导下做好避免病毒传播的母婴阻断。对乙型肝炎的预防，全面接种乙肝疫苗可有效降低感染风险。

甲型肝炎和戊型肝炎属于急性传染病，潜伏期短，起病急,前期常表现为发热、畏寒、腹痛、恶心等症状,有的甲型肝炎病例不表现出黄疸,尤其是 6 岁以下儿童,约 90% 无黄疸表现,甚至表现为无症状的隐匿感染,易被误诊。戊型肝炎在青壮年中发病高,儿童感染后症状一般较轻。甲型肝炎和戊型肝炎一般不发展为慢性,预后大都良好。孕妇患戊型肝炎后易发展成重症肝炎,病死率可达 15% ~ 20%,要特别注意。此外,对病毒性肝炎引起的高热,要慎用退热药,以免诱发肝衰竭。

乙型、丙型和丁型肝炎起病相对较缓,大多数不表现出发热,主要症状有全身乏力、食欲减退、恶心、呕吐、厌油、腹胀、肝区痛(右上腹疼痛)、尿色加深等。黄疸期还会表现出巩膜和皮肤变黄。乙型、丙型和丁型肝炎易转为慢性,即症状持续 6 个月以上。轻度的慢性肝炎症状较轻,经过积极抗病毒治疗后,预后良好;重度的慢性肝炎症状明显,可能伴有肝病面容(脸色发黑、皮肤干燥无光泽、黑眼圈明显)、肝掌(双手手掌两侧的大、小鱼际和指端皮肤呈粉红色斑块,加压后变成苍白色)、蜘蛛痣(皮肤出现形如蜘蛛的红色痣,用针帽按压中心时周围的毛细血管就会褪色,解除按压后红色的毛细血管又显现出来,经常出现在手、颈部、前胸和面部等处)等,重度慢性肝炎预后较差,发展成肝硬化的概率较大,少数患者可转为肝细胞癌。

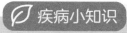 疾病小知识

接种乙肝疫苗需要再次接种吗？

　　人体接种乙肝疫苗后产生保护性的乙肝表面抗体，保护人体不受乙肝病毒的感染。但是随着时间推移，乙肝表面抗体效价会逐渐变低，预防乙肝病毒的效果就逐渐减弱。是否再次接种乙肝疫苗，主要取决于乙肝表面抗体滴度的水平。当乙肝表面抗体滴度 ≤ 10 mIU/mL 时，应该再次接种 3 针乙肝疫苗；乙肝表面抗体滴度为 10～100 mIU/mL 时，建议注射乙肝疫苗加强针；乙肝表面抗体滴度＞ 100 mIU/mL 时，暂时不需要接种乙肝疫苗。

疾病信号 25 脂肪肝

　　我国脂肪肝的患病率已达 30%，脂肪肝已成为我国仅次于病毒性肝炎的第二大肝病。脂肪肝患者的肝细胞内脂肪堆积过多，早期可能并没有什么症状，因此容易被患者轻视。但是当肝脏疾病出现症状时，往往损伤已经很严重了。约 25% 的单纯性脂肪肝会进展为脂肪性肝炎，脂肪性肝炎中有约 10% 可进展为肝纤维化和肝硬化，病情再进一步就可能

发展成肝癌。单纯性脂肪肝的危害还不止于此,它还常常伴随其他代谢异常,如糖尿病、高血压、高脂血症等,若不加干预,还易诱发冠心病、脑卒中等。

单纯性脂肪肝大多在体检中发现,肥胖是易感因素之一,对于肥胖的单纯性脂肪肝患者,通过健康饮食和体育运动减重,是可以逆转脂肪肝的。不过,很多看起来比较瘦的人也可能患脂肪肝,特别是长期不吃早饭、过度节食减肥的人,营养不均衡导致体内蛋白质缺乏,肝脏的脂肪在缺乏蛋白质的状况下发生转运障碍,从而堆积在肝脏。

轻度脂肪肝是比较容易治愈的,一般无须药物治疗,通过改变生活方式即可。其中,低脂饮食和适当运动是关键,限制含糖饮料、奶油、油炸食品、精制谷物等的摄入,提倡高蛋白质、高维生素、低糖、低脂肪饮食;每周坚持150分钟以上中等强度的有氧运动。

除了单纯性脂肪肝,长期饮酒量较大的人可能患酒精性脂肪肝,由于乙醇对肝脏的损伤,引起肝细胞脂肪变性,但还没有到酒精性肝炎或酒精性肝硬化的病变程度。酒精性脂肪肝病人通常无症状,或有乏力、食欲缺乏、右上腹不适等轻微症状,戒酒是治疗此类病人最重要的措施。

人体小知识

肝脏是"人体的化工厂"

肝脏是人体消化系统中最大的消化腺，同时也是人体进行新陈代谢的重要器官。体内的物质，包括摄入的食物及药物等，在肝脏内进行重要的化学变化：有的物质经受化学结构的改造；有的物质在肝脏内被加工；有的物质经转变而利于排泄；有的物质（如蛋白质、胆固醇等）在肝脏内合成。因此，肝脏被称为"人体的化工厂"。

肝脏对来自体内和体外的许多非营养性物质，如各种药物、毒物以及体内某些代谢产物等，具有生物转化作用，通过新陈代谢将它们彻底分解或以原形排出体外。这种作用称作"解毒功能"。

饮酒后，大约80%的酒精（即乙醇）在肝脏分解，肝脏先将乙醇氧化成乙醛，再将乙醛氧化成乙酸，最后氧化成二氧化碳和水。此代谢过程被认为是解毒过程，然而，无论是乙醇还是乙醛，都对肝脏有直接毒性作用。饮酒可导致肝细胞受损，并影响肝脏的代谢功能。

每个人都难免因生病服用药物，"是药三分毒"，不少药物具有一定的毒性或副作用。多数药物经肝脏代谢，使血药浓度降低，药理作用减弱，因此肝脏被称为药物的主要清除器官。肝病患者的肝功能受损，服用某些药物后容易加重肝损伤，因此千万不能盲目用药。

疾病信号 26 脾虚

脾虚是中医脏腑辨证中的常见证型。中医有"脾为后天之本、气血生化之源"的说法，脾的主要功能是运化水谷，就是将吃进去的食物中的精微营养物质及水液输送到其他脏腑，以维持机体的正常运转。脾还具有统血的功能，能统摄、约束血液运行于脉内而不外泄。脾气的运化功能与肌肉的壮实及其功能发挥之间有着密切的联系，脾气强健，营养充足，则肌肉丰满壮实。

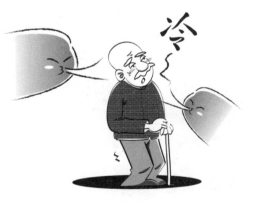

脾虚多因过食生冷、劳累过度、压力过大、忧思过度、暴饮暴食等所致。女人、儿童、老年人和办公室白领是易脾虚的人群。女人的特殊生理期，耗损气血较多，容易导致气血亏虚，而脾为气血生化之源，因此女人更易脾虚。儿童"脏腑娇嫩、形气未充"，身体各系统和器官的形态发育都未成熟，脾胃之体成而未全，脾胃之气全而未壮，也易出现脾虚。老年人因体内器官衰老，生理功能下降，脾胃功能也逐渐减弱。办公室白领从事脑力劳动，中医有"思发于脾而成于心"之说，过度思虑易伤脾。而且办公室白领通常久坐不动，久坐使气机郁滞，容易伤脾，脾气不足则伤肌肉。因此，上述几类人群更应该关注自己是否有脾虚的问题，并尽快调理脾胃。

脾虚的表现多种多样，如果您出现以下这些症状，要注意关心自己是否脾虚了。

（1）畏寒怕冷。脾的阳气虚衰，则致阴寒内盛，人体就容易出现手脚冰冷、畏寒怕冷的症状。此外，脾气虚衰易致体内水湿不运，导致湿邪困阻，阳气不展，也易让人有畏寒怕冷的表现。

（2）完谷不化。完谷不化是一种中医病症，主要表现为腹泻或大便里有未消化的食物。中医认为，脾主运化，即将吃进去的食物中的精微营养物质和水液输送到其他脏腑。当脾虚时，脾的功能受到影响，人体无法消化吸收食物中的营养，就易引起完谷不化。

（3）舌淡而胖或有齿痕。脾虚的人易出现齿痕舌，脾虚时人体内水湿运化不足，体内易积聚多余的水分，从而引起舌体胖大。胖大的舌体被牙齿挤压，即形成我们日常所说的齿痕舌。

（4）爱流口水。唾液具有保护口腔黏膜、润泽口腔的作用，一般在进食的时候分泌较多，以帮助食物的吞咽和消化。

当脾胃不和或脾虚时，唾液分泌增加，可发生口涎自出的现象，即爱流口水。

（5）神疲乏力。脾为气血化生之源，脾虚易导致气血不足。血液是构成人体和维持人体生命活动的基本物质之一，也是精神活动的物质基础。气血充足则神清气爽、思维敏捷。气血不足则会出现精神恍惚、健忘、失眠、神疲乏力等症状。

疾病信号 27 胃胀、胃痛

胃是我们体内重要的消化器官之一，空腹时胃基本上不出现蠕动，进食后约 5 分钟，胃开始蠕动。胃的蠕动有利于磨碎胃里面的食团，使胃液和食糜混合，并将食糜推入十二指肠。如果胃的蠕动不正常，就会妨碍消化和吸收，令过量气体积聚，形成胃气，中医称这种情况为"胃纳呆滞"。胃纳呆滞时，吃下的食物不能被及时磨碎并送到肠道，因而被迫滞留胃中，食糜过度发酵，导致胃肠道积气，人就会有打嗝、胃胀等症状。

成年人胃的容量为 1～2 升，胃通过胃液对食物进行化学性消化。胃液中的胃酸是具有强烈腐蚀性的强酸，对胃和十二指肠黏膜具有侵蚀作用。胃酸分泌过多，容易损伤胃和十二指肠黏膜，诱发或者加重溃疡病；胃酸分泌过少，又容易引起腹胀、腹泻等消化不良症状。

胃痛是慢性胃炎、胃溃疡、十二指肠溃疡等的典型症状。突发的中上腹持续剧烈刀割样痛或灼烧样痛，多为胃溃疡或十二指肠溃疡穿孔；中上腹节律性的隐痛，多为慢性胃炎，或胃、十二指肠溃疡。胃溃疡一般在餐后 1 小时内发生，经 1～2 小时后逐渐缓解，下一次进餐后又重复出现。十二指肠溃疡的疼痛则多发生在两餐之间，空腹时疼痛，进餐后缓解。

成年人慢性浅表性胃炎较常见，如果幽门螺杆菌阴性且无糜烂、无症状，一般不需要药物治疗。平时应注意胃部调养，例如，纠正不良的饮食习惯，戒烟戒酒，避免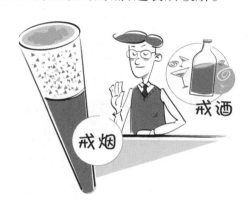经常处于负面情绪中，定期复查即可。感染幽门螺杆菌是消化性溃疡的重要致病因素，胃溃疡患者中幽门螺杆菌的阳性率为60%～90%，根除幽门螺杆菌有助于消化性溃疡的愈合。

胃镜是检查胃部疾病的最优手段，如果胃部不舒服，建议到医院做胃镜检查。如果惧怕做普通胃镜引起咽反射而呕吐，经麻醉医生评估可以选择做无痛胃镜，在全麻的状态下进行检查，不会感到难受。另外，也可以选择磁控胶囊胃镜，无须麻醉，也无创伤。

疾病信号 28 反酸、烧心

反酸是指胃内容物经食管反流到口咽部,口腔感觉到酸味物质上涌。烧心是指胸骨后或剑突下有灼烧感,常由胸骨下段向上延伸。反酸、烧心通常与饮食不当、胃炎、胃溃疡、胃食管反流病等有关。反酸和烧心常发生在餐后1小时,卧位、弯腰或腹内压增高时可加重。

胃食管反流病通常与食管下括约肌结构受损有关,食管下括约肌是食管末端长3~4厘米的环形肌束,吞咽时食管下括约肌松弛,食物即进入胃内,食管下括约肌收缩时产生食管胃连接部高压带,可防止胃内容物反流入食管。如果食管下括约肌发生功能障碍,就容易造成胃十二指肠内容物反流入食管,引起反流和烧心等症状。反流物刺激或损伤食管以外的组织或器官,还会引起咽喉炎、慢性咳嗽、哮喘和牙蚀症等。

胃食管反流病可通过药物治疗,以控制症状和防治并发症等。此外,患者要注意改变生活中的一些不良习惯,避免症状加重。如进食后不宜立即卧床,睡前2小时内不宜进食,睡觉时可将床头抬高15~20厘米。患有胃食管反流病的患者,喝粥可能会加重反酸、烧心等症状,所以在喝粥的时候应该再吃一些固体食物。抽烟、喝酒、暴饮暴食、食用辛辣刺激性食物、长期便秘等也是引起病变的因素,病人在生活中要注意避免此类刺激。

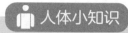 人体小知识

胃怎么没被胃液腐蚀掉?

纯净的胃液是一种无色的酸性液体，pH 0.9 ~ 1.5，具有强烈的腐蚀性，而且人摄入胃中的温度从 0℃到 90℃的不同食物、pH 从 1.5 到 11.5 的各种食物和药物，以及高浓度酒精等，均会对胃黏膜造成较强的刺激。然而，胃黏膜层并未经常受损伤以至糜烂、溃疡和出血。这是因为胃黏膜具有很强的细胞保护作用，即胃黏膜能合成和释放某些物质来防止或减轻各种有害刺激对细胞造成的损伤和坏死。近年来发现，胃黏膜和肌层中含有高浓度的前列腺素和表皮生长因子，它们能抑制胃酸和胃蛋白酶原的分泌，刺激黏液和碳酸氢盐的分泌，使胃黏膜的微血管扩张，增加黏膜的血流量，有助于胃黏膜的修复并维持其完整性，因而能有效地抵抗强酸、强碱、酒精和胃蛋白酶等对消化道黏膜的损伤。某些胃肠激素，如促胃液素释放肽、神经降压素、生长抑素等，也对胃黏膜具有明显的保护作用。

疾病信号 29 咳嗽

咳嗽是喉部或气管受刺激而发出的反射动作，可以帮助我

们清除呼吸道中的异物或分泌物。按照病程的长短，一般可以把咳嗽分为三类：短于 3 周的咳嗽为急性咳嗽，持续 3~8 周的咳嗽为亚急性咳嗽，持续时间超过 8 周的咳嗽为慢性咳嗽。

急性咳嗽多数是普通感冒、急性气管支气管炎，或者慢性呼吸道疾病的急性发作引起的。环境中的刺激性物质刺激呼吸道也可以引起急性咳嗽。感染之后遗留咳嗽可为亚急性咳嗽，多发生在上呼吸道，表现为刺激性干咳或咳少量白色黏液痰。引起慢性咳嗽的疾病很多，慢性支气管炎、咳嗽变异性哮喘、上气道咳嗽综合征、胃食管反流性咳嗽等都是常见病因。

可以看出，咳嗽不一定是有病，更不一定就与肺部疾病相关。但是，肺部疾病大多会有咳嗽症状。咳嗽、咳痰两周以上，或痰中带血是肺结核的常见可疑症状。肺癌早期也可出现无痰或少痰的刺激性干咳，当肿瘤引起支气管狭窄时，可有持续性的高调金属音性咳嗽或刺激性呛咳。肺脓肿会有咳嗽、咳大量脓臭痰的症状。咳嗽、咳痰也是肺炎患者的常见症状。长期咳嗽还可能是间质性肺病。

除了咳嗽，我们还需要留意身体其他的症状，比如发热、胸闷、胸痛、痰中带血、呼吸困难等。此外，这几种咳嗽要特别注意，一是犬吠样咳嗽，二是金属音调样咳嗽，三是咳嗽终末出现鸡啼样吸气声等，应及早就医。

疾病信号 30　胸痛

很多人把胸痛跟肺部疾病联系在一起。其实，胸部的构造比较复杂，各种器官及众多神经分布在其中，而这些器官的病变都可能引起胸痛的症状。发生于肺部的各种疾病，如肺炎、肺水肿、肺气肿、肺肿瘤、肺栓塞、哮喘、气胸等，都可引起胸痛。此外，大多数来自胸壁肌肉、骨骼及神经的疼痛，也会造成胸部疼痛；还有消化系统疾病，如胃炎、食道炎、胆囊炎等，也可引发胸痛；当主动脉瘤破裂及患脊柱炎等疾病时，也会出现胸痛的症状。

仅仅通过胸痛，很难具体判断患病的类型。如果出现胸骨后闷痛或压榨性痛，伴有向颈部、上肢放射，且出汗时，还可能是心肌梗死，更要及时送医救治。

疾病信号 31　盗汗

正常排汗是身体的一种自我保护机制，在炎热的环境中，人体可以通过出汗发散热量来调节体温。吃某些刺激性食物或运动时出汗也是正常现象。排汗异常则可能是患病的表现。

在医学上，将清醒状态下的出汗现象称为"自汗"，将睡眠中的出汗现象称为"盗汗"。盗汗是中医的病症名称，之所以命名为"盗汗"，是取偷盗的意思，古代医家用盗贼多在夜间进行偷窃活动来形容该病症，即每当人入睡后汗液才偷偷地泄出来，醒后则汗止。盗汗的原因很多，除与睡眠环境、空气流通状况、寝具透气与否有关外，有些疾病，如结核病、心内膜炎、某些恶性肿瘤等，都可导致盗汗。此外，内分泌失调类疾病患者，如甲亢、糖尿病患者，以及患自主神经功能紊乱的人，也会出现盗汗的现象。中医认为盗汗主要与肾阴虚有关，常伴有五心烦热、失眠、口咽干燥等症状。

疾病信号 ③2 夜间多尿

夜间排尿次数大于等于 2 次，则可诊断为夜间多尿。如果是睡前 2 小时饮水过多引起的夜间多尿，属于正常的生理现象。除此之外，夜间多尿可能与某些疾病相关。常见的疾病如下：

（1）尿路感染，包括尿道炎、膀胱炎、肾盂肾炎等，可导致夜尿多。夜尿多，还可能是慢性肾功能不全的信号。

（2）泌尿系统结核、结石、肿瘤造成尿道狭窄，可造成尿多或夜尿多，具体病情需检查后才可明确。

（3）泌尿系统周围器官病变使膀胱容积减少，如子宫肌瘤压迫等，也可以引起尿频、夜尿多。

（4）糖尿病患者有多食、多饮、多尿等症状，可以出现夜尿多的症状。

（5）女性夜尿多还可能与妇科炎症有关；另外，产后女性因为在生产过程中对尿道和骨盆的肌肉、神经造成一定损伤，或由生产因素引起泌尿系统炎症，可能引起尿频症状而见夜尿增多。

（6）有些人尤其是女性可因精神紧张、焦虑，或惧怕疾病而发生功能紊乱性尿频，出现夜尿多，天气寒冷、失眠可加重症状。

疾病信号 33 小便泡沫多

小便泡沫多可能是生理性的，也可能是病理性的。如果小便泡沫在尿液静置片刻后明显消失，则多为生理性泡沫尿，属于正常现象。尿液静置片刻后大部分泡沫仍存在，则应引起注意，及时到相应科室就诊。

尿液中之所以有泡沫，是由于液体表面张力高。液体表面张力愈高，形成的泡沫就愈多。如果尿液中的某些成分发生变化，如蛋白质、黏液及其他有机物质较正常情况增多，那么就可使尿液表面张力升高，从而出现泡沫，常见的引起泡沫尿的原因有以下几种。

（1）饮水量过少或出汗过多，尿液过度浓缩。通过多饮水、多吃新鲜蔬菜水果可改善症状。

（2）肾脏有病变或尿道内分泌物增多，其确切原因需通过进一步检查确定。

（3）男性停止性生活时间较长，常发生遗精，或经常性兴奋使尿道球腺分泌的黏液增多，这种情况出现泡沫增多属正常现象。

（4）膀胱炎、膀胱癌，或其他泌尿系统感染。

（5）糖尿病患者尿液中尿糖或尿酮体含量升高，尿液中也会有泡沫出现。

疾病信号 34 水肿

水肿是肾脏疾病的常见症状，肾原发功能障碍引起的全身水肿，称为肾性水肿。肾性水肿通常可分为肾病性水肿和肾炎性水肿。肾病性水肿多从下肢部位开始，双脚、双腿的水肿较为明显；肾炎性水肿多在眼睑和面部有明显水肿。大多数肾性水肿的治疗关键在于"治本"，肾病缓解后，水肿自然就可消退。

虽然水肿是某些肾脏疾病的典型症状，但不代表出现水肿就一定是得了肾病。水肿也可能是正常生理现象。睡前大量饮水、摄入饮食中盐过多、久坐不动等容易引起生理性水肿，此类水肿在改善不良生活习惯、增加身体活动后可以自然消退。部分女性会出现经前期水肿，在月经前十天左右出现眼睑、面部、手部和双脚等部位的轻微水肿，这也是正常的生理现象，可自然消退。

病理性的水肿也不一定就是肾脏疾病引起的，心脏功能障碍也可引发水肿，如充血性心力衰竭、急性或慢性心包炎等可引起心源性水肿；肝硬化、肝癌等可引起肝源性水肿；系统性红斑狼疮、甲状腺功能减退症等也可引起水肿；营养不良也是水肿的常见原因。水肿的病因不限于此，找到原发病并合理治疗，才能根治水肿。

疾病信号 ㉟ 胆石症与胆囊炎

胆囊位于人体右侧肋骨下肝脏后方的胆囊窝内，主要作用为贮存和排泄胆汁。胆囊出现问题，身体会出现相应的不适症状。常见的胆囊疾病主要包括胆石症、胆囊息肉、胆囊炎。

胆囊中存在结石即为胆石症，约 80% 的胆石症患者无明显症状，最常见的症状为右上腹绞痛。慢性胆囊炎多由胆结石引发，其症状为反复发作的胆绞痛。肝脏产生的胆汁储存在胆囊中，胆囊收缩使胆汁进入肠道，参与胆固醇、脂肪和脂溶性维生素的消化吸收。如果胆囊有结石，胆汁排出不畅，胆汁淤积就易引起胆囊炎发作。胆石症与胆囊炎患者的饮食，要以清淡易消化为宜，多吃新鲜蔬菜、水果，补充膳食纤维，忌食油腻食物，减少脂肪和胆固醇的摄入；饮食应少量多餐，并多饮汤水，以利于胆汁的分泌和排出；忌食易产气的水果、蔬菜和豆类，以免加重腹胀。胆石症患者患胆囊癌的风险是正常人群的十几倍。有症状的胆石症患者要引起重视，及时就诊治疗。

随着体检的普及，越来越多的人通过超声检查偶然发现胆囊息肉。对于无明显症状或息肉直径小于 1 厘米的患者，只要定期复查、监测息肉生长情况即可。

疾病信号 36 腹胀

正常人胃肠道内可有少量气体，若吞咽进胃内的空气过多，或因消化吸收功能不良，胃肠道内产气过多，而肠道内的气体又不能从肛门排出体外，则可导致腹胀。

临床上常见的引起胃肠道胀气的疾病很多，长期便秘患者的肠道菌群有别于健康人群的肠道菌群，其中产甲烷气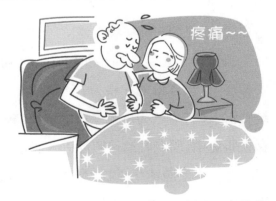

体的细菌比例较高，容易让人腹胀。肠道动力差的人，食物在肠道内滞留而过度发酵，也可出现腹胀症状。此外，功能性消化不良、吞气症、急性胃扩张、幽门梗阻、肠梗阻、肠麻痹、肝胆疾病，以及某些全身性疾病等，都可能引起腹胀的情况。

除了疾病的因素可导致腹胀，生理性因素也可导致腹胀。比如，饮食中淀粉类、蛋白质类，以及刺激性食物（如洋葱、韭菜、大蒜等）过多，导致肠道内产气过多，易引起腹胀，放屁后症状可缓解。处于焦虑、紧张、恐惧状态的人也可能出现生理性腹胀。妊娠晚期发生的腹胀大多也是生理性的。

疾病信号 37 排便不净

人的肛门与直肠十分敏感，它们可以正确区分内容物为气体、液体（稀便）或固体（成形粪便），并能随意控制排出。正常人的粪便贮存于降结肠和乙状结肠，直肠内并无粪便。当粪便运行至直肠，刺激了肛门、直肠周围的排便感受器，就会引起便意，若条件许可，则诱发排便反射，于是产生排便。

如果患有肛门、直肠疾病，常会引起排便感受器感知力下降，造成判断误差，出现"排便不净感"。患者主要表现为反复排便，却无粪便排出，即人们所说的"里急后重"症状。胃肠功能紊乱，主要是胃肠动力和感觉功能异常，尤其平滑肌收缩异常，肠内运动缓慢，可导致排便不净，建议在医师的指导下选用胃肠动力药，如多潘立酮片、西沙必利等，可缓解症状。痔疮、慢性肠炎、肛门周围脓肿等，均可引起直肠黏膜组织充血、水肿，直接或间接地刺激排便感受器。由于刺激长期存在，所以产生了"排便不净感"。同时，患者常伴有腹泻、肛门坠胀及便鲜血的症状。此外，肛门、直肠肿瘤也可产生"排便不净感"。

除了疾病的因素，排便不净感可能与饮食习惯有关，过量饮酒、食用辣椒等具有刺激性的食物，可使直肠壁充血，排便之后也会产生"排便不净感"。通常在消除刺激因素后，排便不净的症状就可消失。

人体小知识

神奇的肠道菌群

正常人排泄的粪便中 80% 左右是水，剩余的干物质中约 1/3 是肠道细菌。肠道菌群布满了我们的肠道，对人体的代谢、免疫、情绪、心血管功能等发挥着重要作用，可以说与人的生、老、病、死都息息相关。由于每种细菌的生长偏好和代谢规律不同，人的年龄、饮食习惯、作息习惯、生活环境及摄入药物等会影响肠道菌群的组成，进而对人体产生影响。

要维持肠道菌群的平衡，我们可以先从饮食上采取行动，多吃肠道有益菌喜欢的食物，包括富含膳食纤维的食物，如粗粮、蔬菜、坚果等；富含益生菌的食物，如酸奶、某些发酵食品等；富含益生元的食物，如洋葱、大蒜等；海藻类食物，如裙带菜、海白菜等。

疾病信号 38　尿频、尿急、尿痛

无论是男性，还是女性，都有可能出现尿频、尿急、尿痛的毛病。有时只表现为其中一种或两种症状，但有时也可能这三种症状同时发生。

生理性原因导致的尿频、尿急、尿痛，一般在相关因素消除时就会缓解，比如，饮水过多、妊娠等；如果是病理性原因引起的症状，就需要查出病因，积极治疗。造成尿频、尿急及尿痛的常见病理性原因一般有下面几种。

（1）膀胱神经功能调节失常。见于精神紧张和癔症，可出现尿频、尿急，但无尿痛。

（2）尿路感染，如尿道炎、膀胱炎、肾盂肾炎、肾结核等，以及前列腺炎、阴道炎等，可导致尿频、尿急、尿痛等症状。

（3）尿道非炎症性刺激，如结石（膀胱结石、尿道结石等）、肿瘤（尿道、膀胱、前列腺肿瘤等）、膀胱或尿道内异物、膀胱瘘等刺激，可导致尿频、尿急、尿痛等症状。

疾病信号 39　尿色异常

正常人尿液多呈淡黄色，如果出现红色尿、深黄色尿、白色尿、绿色尿等情况，则可能与疾病有关。

临床中，红色尿是最常见的尿液颜色异常，其中又以血尿最为常见。如果大量红细胞进入尿液，就会导致尿液呈鲜红色或暗褐色，此为肉眼血尿，即眼睛可直接观察到的血尿。还有的血尿患者尿液颜色并没有明显变化，只是尿常规检查结果为潜血阳性或红细胞阳性，即镜下血尿。血尿可能与多种疾病有关，比如，泌尿系统肿瘤、泌尿系统感染、泌尿系统结石和泌尿系统损伤等。50 岁以上的中老年人如出现血尿，要引起重视，及时到医院进行相关检查，尤其要排除肿瘤。

在日常生活中，一些正常生理现象可能被误判为血尿，引起病人恐慌。有的女性患者在做尿检时操作不当，误将月经出血污染尿液，造成假性血尿。为避免此种情况发生，女性最好在月经的前一周或月经干净后一周进行尿检，取尿液时注意留取清洁中段尿。有的食物中含有色素，可引起红色尿，比如，红心火龙果。停止食用一段时间后，红色尿液消失，此为正常现象，要注意与血尿区分。

如果尿液颜色呈深黄色，放置久后变成棕绿色，要考虑胆红素尿，可能与胆汁淤积性黄疸及肝细胞性黄疸有关，要及时就诊。不过，大量食用胡萝卜、橘子等富含胡萝卜素的食物，以及服用维生素 B_2、利福平、呋喃唑酮等药物，也可使尿液呈现黄色，需注意区分。

尿液颜色呈白色、乳白色，多见于膀胱炎、尿道炎、肾盂肾炎、肾结核等，也有可能与丝虫病、泌尿系统的肿瘤等有关。

此外，尿道出血、急性溶血、恶性疟疾、尿黑酸尿症、黑色素瘤，以及某些物质中毒等，可使尿液出现黑褐色；铜绿假单胞菌感染、服用某些药物，或中毒等，可使尿液呈现淡绿色；某些胃肠道疾病或服用某些药物，可使尿液变成蓝色。发现尿色异常后，要及时去医院排查病因。

人体小知识

排尿有讲究

憋尿对膀胱的危害极大，憋尿时膀胱壁压力增大，膀胱黏膜缺血，尿液中的细菌容易乘虚而入，引起膀胱炎。若导致控制膀胱收缩的神经受损，可引起尿潴留。长期习惯性憋尿，甚至可导致尿毒症。

憋尿害处多，无尿意而频繁排尿也不是正确的排尿方式，长此以往会导致膀胱容量减少。正常情况下，应该在觉得膀胱充盈有尿意时方去厕所排尿，但睡前例外，睡前以排空膀胱为宜。一般人每天排尿 4～8 次，夜里排尿不多于 1 次为正常现象。在排尿时不能匆忙，如果排尿匆忙，膀胱排空不够，易患泌尿系统感染。

四、困扰女性的疾病

疾病信号 40 乳房肿块

乳房主要由皮肤、脂肪组织、纤维组织和乳腺等构成,乳头四周的暗色区叫乳晕,乳晕含有细小的皮脂腺,能使乳头保持柔软。在妊娠期间,或在月经来临前,乳房会胀大,有时还会有触痛。

乳房肿块通常是指乳房内部长有肿块。乳房出现肿块的常见原因有乳腺纤维腺瘤、乳腺增生、乳腺积乳囊肿、乳腺脂肪坏死等,这些疾病产生的肿块都属良性,乳腺癌的肿块为恶性。

有些女性对乳房疾病的认识有一个严重误区,认为只有疼痛才是病,不疼就不是病。很多乳房肿块恰好就是不疼不痒,因而被忽视。其实那些不疼的乳房肿块,更应该予以重视,因为它们很有可能是某些恶性疾病,比如乳腺癌的前期症状。

乳腺癌是乳腺导管上皮细胞在各种内外致癌因素的作用下异常增生后恶性变形成的肿瘤,是女性最常见的恶性肿瘤之一。目前其发病率位居女性恶性肿瘤的首位。乳腺癌的发病常与遗传有关,40~60岁的女性,尤其绝经期前后的妇女发病率较高。乳腺癌严重影响妇女的身心健康，甚至危及生命，很多时候为了治疗不得不切除部分甚至整个乳房，对女性的身体和心理造成双重打击。

乳腺癌的病因尚未完全明确，乳腺是多种内分泌激素的靶器官，其中雌酮及雌二醇与乳腺癌的发病有直接关系。月经初潮年龄早（＜12岁）、绝经年龄晚（＞55岁）、不孕及初次生育年龄晚（＞30岁）、哺乳时间短、停经后进行雌激素替代疗法等，均可增加或延长体内雌激素的分泌与作用，这与乳腺癌发病密切相关。遗传因素也是乳腺癌发病的高危因素，调查显示，父母、子女及兄弟姐妹中有乳腺癌病史者，发病风险是普通人群的2~3倍。另外，某些物理因素，如儿童时期接受胸部放射线治疗，也是乳腺癌的致病因素。除上述高危因素外，尚有一些生活方式与乳腺癌的发病有一定的关系，例如，营养过剩、肥胖、高脂饮食、过度饮酒、口服避孕药等会增加乳腺癌的发病率。

乳腺癌早期大多没有什么明显症状，也无肿块，是很难被发现的，除非应用特殊的检查方法。为了早期发现乳腺癌，应做好定期体检。年龄在20~39岁的女性，应在每次月经结束后2天或3天做一次乳房自检；每隔两年，由专业医师做一次临床检查或乳房B超。年龄在40~49岁的女性，除每月定期做乳房自检外，推荐每年做一次专业性的乳房检查。年龄在 50 岁以上的女性，每月应定期做乳房自检，且每年必须做一次临床乳房检查和乳房 B 超。

自我检查可分视诊与触诊两种。

（1）视诊时先脱去上衣，在明亮的光线下，面对镜子做双侧乳房视诊：双臂下垂，观察两侧乳房的弧形轮廓有无改变，是否在同一高度，乳头、乳晕的皮肤有无脱皮或溃烂，乳头是否提高或回缩，然后双手叉腰，身体慢慢左右旋转，继续观察以上各项有无变化。

（2）触诊时取立位或仰卧位，高举左手，用右手检查左侧乳房，手指并拢，从乳房上方顺时针逐渐移动，按外上→外下→内下→内上→腋下的顺序进行检查，摸有无肿块。然后，高举右手，用左手以上法检查右侧乳房。检查完乳房后，用食指和中指轻轻挤压乳头，观察是否有带血的分泌物。

如果发现肿块或其他异常，要及时到医院做进一步检查。平日里如果发现乳房的任何微小异常，都应该予以高度重视。例如，乳房的皮肤有轻度的凹陷，或乳房的皮肤有增厚变粗、毛孔增大的现象，这些异常变化也可能是乳腺癌的特征。虽说乳腺癌发病率高，但早期乳腺癌的治愈率是很高的，早期发现、早期治疗是应对乳腺癌的积极有效方式。

疾病小知识

乳腺增生

乳腺增生是女性常见的乳房疾病，主要表现为月经前乳房明显胀痛，触摸两侧乳房可摸到多个大小不等、质地柔韧的肿块，月经后肿块明显缩小，疼痛减轻。乳腺增生多发生于 30 ~ 50 岁的女性。研究表明，乳腺增生与激素波动有密切关系，不良情绪、生活压力、高脂饮食等因素造成人体内分泌功能紊乱，激素失调，进而刺激乳腺上皮和纤维组织增生，导致乳腺导管和乳腺小叶在结构上的退行性病变及进行性结缔组织的生长。长此以往，形成乳腺增生。虽然仅有少数的乳腺增生会发生恶性病变，但对乳腺增生仍不能大意，患者应每隔 3 个月去医院复查，以防万一。

疾病信号 41 白带异常

白带为女性阴道内排出的液体，由阴道黏膜渗出液、宫颈管及子宫内膜腺体分泌液等混合而成。正常白带为白色稀糊状或蛋清样，黏稠、量少，无腥臭味。白带异常可预示很多疾病，如阴道炎、宫颈炎、子宫肌瘤等，是需要关注的疾病信号。白带异常可能仅仅为量的增多，也可能同时还有色、质和气味方面的改变。不同疾病引起的白带异常，其性状可能不同，常见的白带异常性状及原因有以下几种：

黄色或黄绿色，并伴有臭味的脓样白带，大多是由细菌感染引起的，可能由淋球菌、结核杆菌、梅毒螺旋体等感染导致。

带有血液的白带，应警惕恶性肿瘤的可能，如宫颈癌、子宫内膜癌等。不过，有些良性病变也可出现白带带血，如老年性阴道炎、宫颈炎、子宫内膜息肉、子宫黏膜下肌瘤等。另外，要注意带血的白带常见为红色，但还可能呈现棕色或黑色等。

若白带为乳白色或灰白色泡沫状，并有外阴部瘙痒者，则可能为滴虫性阴道炎。

白带为豆腐渣样或凝乳状，并常伴有外阴部奇痒者，则多见于霉菌性阴道炎。

疾病信号 42 子宫肌瘤

子宫肌瘤又称子宫平滑肌瘤，是由子宫平滑肌、结缔组织、腺体组成的实质性良性肿瘤，是女性生殖器官中最常见的一种良性肿瘤，多见于 30～50 岁女性。

中医认为，子宫肌瘤多因七情内伤、脏腑功能失调、气滞血瘀而致。子宫肌瘤青睐三四十岁的中年女性，特别是未育、性生活失调和性情抑郁的女性。子宫肌瘤形成的具体原因目前尚不明确，但研究表明，子宫肌瘤是一种激素依赖性肿瘤，体内雌激素水平高是促使肌瘤生长的主要因素。同时，激素代谢受高级神经中枢调控，因此神经中枢活动对促进本病也可能起很重要的作用。

由于肌瘤在子宫中的生长部位不同、肌瘤大小不同，出现的症状可能有所不同，但大多数子宫肌瘤没有明显症状。对于没有症状的子宫肌瘤，一般不需要治疗，每3～6个月随访一次，若肌瘤明显增大时再采取治疗措施。接近绝经期的女性，绝经后体内雌激素水平下降，肌瘤还有萎缩的可能。

子宫肌瘤的常见症状有以下几种，月经量增多及经期延长、下腹坠胀、下腹部触及肿块、白带增多、不规则阴道流血等。如出现这些症状，则要及时就医。

疾病信号 ㊸ 子宫脱垂

子宫脱垂是指子宫从正常位置沿阴道下降，子宫颈外口达坐骨棘水平以下，甚至子宫全部脱出阴道口外，常伴有不同程度的阴道前壁和（或）阴道后壁膨出，又叫子宫脱出。

分娩损伤、腹压增加、先天发育异常、营养不良和衰老是子宫脱垂的常见病因。

轻度子宫脱垂的病人大多无明显症状,中度及重度患者可能有腹部下坠感、腰背酸痛、阴道脱出物、白带带血或脓性分泌物、排尿困难等症状。有的重度子宫脱垂患者甚至整个子宫全部脱出阴道口外,对身体危害很大。

子宫脱垂患者要重视休息调养,避免重体力劳动与剧烈运动,尤其应避免搬运重物。若伴有咳嗽、哮喘、便秘者,应积极治疗这些伴随症,以免在咳喘、排便时腹内压增加而使子宫向下脱垂。

子宫脱垂的治疗方法一般有三种,包括子宫托治疗、盆底肌锻炼和手术治疗。子宫托治疗需患者自行掌握放托和取托的方法,每天早晨放托,晚间取出,放托后症状即消失,但重症子宫脱垂和阴道过度松弛的患者不宜使用。盆底肌锻炼适用于轻型子宫脱垂患者,每天锻炼 3 次,每次 15 分钟左右,坚持锻炼有较好的效果。重度子宫脱垂患者通常需要手术治疗。接受手术治疗的患者,在术后应充分休息,逐渐恢复一般劳动,切莫急于进行繁重劳动,初期仍应避免下蹲、仰卧起坐、跳跃等可能增加腹压的动作,并应定时到医院复查,听取医生的建议,以确保疗效。

疾病信号 ④ **宫颈糜烂**

很多女性曾受到过宫颈糜烂的困扰，并且在许多不正规的医院接受了过度治疗。实际上，宫颈糜烂已不再是一种疾病，而是作为临床征象，区分为生理性改变和病理性改变。以往所谓的"宫颈糜烂"，大部分是由宫颈柱状上皮异位引起的，是正常的生理现象，无须处理。生理性宫颈柱状上皮异位多见于青春期、生育期雌激素分泌旺盛的妇女，以及口服避孕药或妊娠期的妇女，由于雌激素的作用，子宫颈局部呈糜烂样改变外观。此种情况虽然检查结果为宫颈糜烂，但并无不适症状，不需要治疗。平时也不需要过度使用预防或治疗的液体清洗阴道，因为阴道内环境可以自行清除细菌，而一旦人为地使用化学制剂，则容易破坏其内环境，反而会促发感染。

需要引起注意的是，并不是所有的宫颈糜烂样改变均不需要治疗，宫颈炎、子宫颈上皮内瘤样病变及早期子宫颈癌也可使子宫颈呈糜烂样改变。因此，对于子宫颈糜烂样改变并伴随黄色脓性分泌物、异常出血等症状的患者，需进行子宫颈细胞学检查和（或）人乳头瘤病毒（HPV）检测，必要时应进行阴道镜及活组织检查。确认疾病类型后，再给予针对性治疗。

疾病信号 45 卵巢囊肿

卵巢位于子宫后外上方，左右各一，呈扁椭圆形。卵巢是女性的性腺，具有生殖功能和内分泌功能，产生和排出卵子，并分泌女性激素。卵巢囊肿以 20 ~ 50 岁的女性最为多见。卵巢囊肿在早期并无明显的临床表现的患者往往在体检时才被发现。

有些女性经常感到下腹部不适，有时伴有胀痛，有的用手可触及下腹内有一个坚实而无痛的肿块，如果再伴有白带增多、白带色黄、白带异味、月经失调等症状，就要当心可能有卵巢囊肿。

大多数卵巢囊肿是良性的，最常见的为滤泡囊肿和黄体囊肿，一般发生在单侧，直径在 5 厘米以下。约 70% 的卵巢囊肿是可以自然消退的，完全消退的时间可长达 3 个月。因此，如果在体检中偶然发现卵巢囊肿，直径小于 5 厘米，且无症状，可观察 1 ~ 2 个月经周期，囊肿可能会自然消退。如果囊肿不见缩小，则需进一步诊治。卵巢囊肿可发生扭转或破裂，特别是大于 4 厘米的囊肿，需警惕囊肿扭转或破裂。卵巢囊肿破裂时可出现腹痛、恶心、呕吐，严重时可导致腹腔内出血、休克等，后果严重，应尽快手术治疗。

五、男性不可言说的痛

疾病信号 46　前列腺炎

前列腺炎是男性的常见病，中老年男性患病率较高。急性细菌性前列腺炎起病急，多在劳累、饮酒、性生活过于频繁后发生，出现高热、尿急、尿痛等症状。发生急性细菌性前列腺炎后，要积极进行抗菌治疗，同时注意卧床休息并大量饮水。虽然急性细菌性前列腺炎来势汹汹，但经过快速有效的治疗后，预后一般良好。而慢性前列腺炎的治疗则更加棘手，治疗效果往往不理想，部分难治性慢性前列腺炎反复发作，给病人身体和心理带来极大的痛苦。

慢性前列腺炎的症状呈多样性，不同的病人临床症状可能完全不同。常见的慢性前列腺炎症状为尿频、尿急、尿痛等排尿改变，排尿后尿道口出现白色分泌物；持续性钝痛发生在会阴部、阴囊和睾丸、下腹部、腹股沟部等，又称前列腺痛，几乎所有慢性前列腺炎患者均存在不同程度的前列腺痛；部分患者可发生性功能障碍，出现早泄、勃起功能障碍、射精痛等；部分患者由于久治不愈，以及缺乏对疾病的正确认识，出现头晕、失眠、情绪低落、精神萎靡、焦虑等症状。

慢性前列腺炎的诊断并不困难，但治疗相当棘手，患者要做好长期治疗的准备。慢性前列腺炎的抗生素治疗疗程为 4～6 周，为了避免出现耐药性，一般多种抗生素联合使用，或不同药物每 2 周交替使用，患者一定要遵医嘱足量足疗程服用。

除了药物治疗以外，综合治疗对慢性前列腺炎相当重要。热水坐浴、理疗、前列腺按摩等物理疗法可减轻局部炎症、促进药物吸收。此外，患者要养成良好的生活 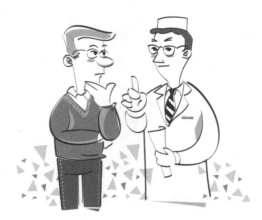 习惯，忌酒及辛辣食物，避免久坐或长时间骑行，保持适度、规律的性生活，坚持体育锻炼，提高身体素质。因慢性前列腺炎引起心理障碍的患者，要积极到心理科就诊，正确认识疾病，建立康复信心，必要时服用抗抑郁、抗焦虑等药物。

第四章

看懂体检报告中的疾病信号

一、读懂血常规检查单

疾病信号 47 红细胞计数和血红蛋白浓度异常

红细胞计数的正常参考值：

成年男性：（4.3～5.8）×10^{12}/L；

成年女性：（3.8～5.1）×10^{12}/L。

血红蛋白浓度的正常参考值：

成年男性：130～175g/L；

成年女性：115～150g/L。

红细胞及血红蛋白增多：严重脱水、糖尿病酮症酸中毒、肺源性心脏病、先天性心脏病、真性红细胞增多症等。

红细胞及血红蛋白减少：婴幼儿及15岁以下的儿童，可见生理性减少，一般比正常成人低10%～20%；病理性减少见于各种贫血。

疾病信号 48 白细胞计数异常

白细胞计数的正常参考值：

成人：（3.5～9.5）×10^{9}/L。

白细胞总数增多：感染性疾病、白血病、各类恶性肿瘤等。

白细胞总数减少：感染性疾病、自身免疫性疾病等。

白细胞分为 5 种类型：中性粒细胞、嗜酸性粒细胞、嗜碱性粒细胞、淋巴细胞和单核细胞。

正常成年人中性粒细胞占白细胞总数的 50%～70%。

中性粒细胞增多：急性感染、急性大出血、白血病、各类恶性肿瘤等。

中性粒细胞减少：各种感染（多见于革兰氏阴性杆菌感染、病毒感染、原虫感染）、血液系统疾病、自身免疫性疾病等。

正常成年人嗜酸性粒细胞占白细胞总数的 0.5%～5%。

嗜酸性粒细胞增多：过敏性疾病、寄生虫病、皮肤病、血液病等。

嗜酸性粒细胞减少：常见于伤寒、副伤寒初期，其临床意义不大。

正常成年人嗜碱性粒细胞占白细胞总数的 0～1%。

嗜碱性粒细胞增多：过敏性疾病、血液病、恶性肿瘤等。

嗜碱性粒细胞减少：无临床意义。

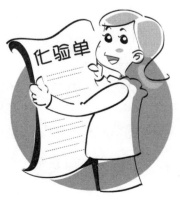

正常成年人淋巴细胞占白细胞总数的 20%～40%。

淋巴细胞增多：水痘、流行性腮腺炎、百日咳、弓形虫病等感染性疾病，成熟淋巴细胞肿瘤等。婴幼儿及儿童期淋巴细胞较高，多属于生理性增多。

淋巴细胞减少：免疫缺陷等。

正常成年人单核细胞占白细胞总数的 3%～8%。

单核细胞增多：某些感染、某些血液病等。婴幼儿及儿童单核细胞略增多属生理性，为正常现象。

单核细胞减少：一般无临床意义。

疾病信号 49 血小板计数异常

正常参考值：（125～350）×10^9/L。

血小板增多：真性红细胞增多症、原发性血小板增多症、慢性髓系白血病、急性感染等。

血小板减少：再生障碍性贫血、系统性红斑狼疮、血栓性血小板减少性紫癜、上呼吸道感染、放射性损伤等。

二、不只是糖尿病患者才有血糖问题

疾病信号 50 空腹血浆葡萄糖（FPG）异常

成人空腹血浆葡萄糖正常参考值：3.9～6.1mmol/L。

空腹血糖增高：各型糖尿病、甲状腺功能亢进症、肢端肥大症、胰高血糖素瘤等，口服避孕药、激素等药物影响。各种应激性因素也可导致血糖增高。

空腹血糖降低：各种原因引起的胰岛素分泌过多或对抗胰岛素的激素分泌不足、特发性低血糖、急性肝炎、急性酒精中毒等。

疾病信号 51　口服葡萄糖耐量试验（OGTT）异常

正常参考值：

（1）空腹血浆葡萄糖（FPG）3.9～6.1mmol/L。

（2）口服葡萄糖后 0.5～1 小时，血糖达高峰（一般为 7.8～9 mmol/L），峰值 < 11.1 mmol/L。

（3）口服葡萄糖后 2 小时血糖 < 7.8 mmol/L。

（4）口服葡萄糖后 3 小时血糖恢复至空腹水平。

糖尿病诊断标准：

（1）具有糖尿病症状，空腹血浆葡萄糖（FPG）≥ 7.0 mmol/L；

（2）口服葡萄糖后 2 小时血糖 ≥ 11.1 mmol/L；

（3）具有临床症状，随机血糖 ≥ 11.1 mmol/L。

临床症状不典型者，需要另一天重复检测确诊。

疾病信号 52　糖化血红蛋白异常

糖化血红蛋白临床主要检测 HbA1c（与葡萄糖结合的

血红蛋血）的含量，正常参考值为 4% ~ 6%。

糖化血红蛋白用于评价糖尿病控制程度，HbA1c < 7% 说明糖尿病控制良好，HbA1c 增高提示近 2 ~ 3 个月糖尿病控制不良。HbA1c > 10% 提示并发症严重，预后较差。

糖尿病控制良好者，每年检测 2 次 HbA1c，控制欠佳者每 3 个月检测 1 次，以便调整用药。

三、血脂异常

疾病信号 53 总胆固醇（TC）异常

正常参考值：0 ~ 5.2mmol/L。

增高：动脉粥样硬化所致的心、脑血管疾病，各种高脂蛋白血症，糖尿病，甲状腺功能减退症，肾病综合征等。

降低：甲状腺功能亢进症、严重的肝脏疾病、贫血、营养不良、恶性肿瘤等。

疾病信号 54 甘油三酯（TG）异常

正常参考值：0 ~ 1.70 mmol/L。

增高：冠心病、原发性高脂血症、动脉粥样硬化症、肥胖症、糖尿病、痛风、甲状腺功能减退症、高脂饮食等。

降低：低 β– 脂蛋白血症、无 β– 脂蛋白血症、甲状腺功能亢进症、严重的肝脏疾病等。

疾病信号 55 高密度脂蛋白胆固醇（HDL-C）异常

正常参考值：1.03 ~ 2.07 mmol/L。

增高：对防止动脉粥样硬化、预防冠心病的发生有重要作用。

降低：动脉粥样硬化、急性感染、糖尿病、肾病综合征等。

疾病信号 56 低密度脂蛋白胆固醇（LDL-C）异常

正常参考值：0 ~ 3.4 mmol/L。

增高：冠心病、遗传性高脂蛋白血症、甲状腺功能减退症、肾病综合征、肥胖症等。

降低：甲状腺功能亢进症、无 β– 脂蛋白血症、肝硬化，以及低脂饮食和运动等。

四、这些指标与肝病有关

疾病信号 57 血清胆红素异常

血清总胆红素正常参考值：3.4 ~ 17.1μmol/L（成人）。

血清结合胆红素正常参考值：0 ~ 6.8μmol/L。

血清非结合胆红素正常参考值：1.7 ~ 10.2 μmol/L。

单纯的胆红素升高大多是饥饿所致，如胆红素升高伴随转氨酶升高则提示肝细胞损伤。临床根据总胆红素、结合胆红素及非结合胆红素增高程度判断黄疸类型。

疾病信号 58 转氨酶异常

丙氨酸转氨酶（ALT）正常参考值：女性 7 ~ 40U/L；男性 9 ~ 50U/L。

天冬氨酸转氨酶（AST）正常参考值：女性 13 ~ 35U/L；男性 15 ~ 40U/L。

碱性磷酸酶（ALP）正常参考值：男性（20 ~ 79 岁）45 ~ 125 U/L；20 ~ 49 岁女性 35 ~ 100 U/L，50 ~ 79 岁女性 50 ~ 135 U/L。

γ- 谷氨酰转移酶（γ-GT）正常参考值：男性 10 ~ 60 U/L，女性 7 ~ 45 U/L。

ALT、AST 升高主要提示肝细胞病毒性、酒精性、药物中毒性损伤坏死。也可见于骨骼肌疾病、肺梗死、心肌梗死、肾梗死等其他疾病。

ALP 升高提示梗阻性黄疸、胆汁性肝硬化、肝内胆汁淤积，以及某些骨骼疾病、营养不良、严重贫血等。

γ-GT 升高提示胆道梗阻性疾病，急、慢性病毒性肝炎，急、慢性酒精性肝炎，药物性肝炎，脂肪肝，胰腺炎等。

疾病信号 59 血清总蛋白、白蛋白、球蛋白异常

正常值：成年人血清总蛋白 65～85g/L，白蛋白（A）40～55g/L，球蛋白（G）20～40g/L，A/G 为（1.2～2.4）∶1。

血清总蛋白和白蛋白含量是反映肝脏合成功能的重要指标。

血清总蛋白及白蛋白增高：主要见于各种原因导致的血液浓缩（严重脱水、休克、饮水量不足）、肾上腺皮质功能减退等。

血清总蛋白及白蛋白降低：亚急性重症肝炎、慢性中度以上持续性肝炎、肝硬化、肝癌等肝脏疾病，以及营养不良、肾病综合征、严重烧伤、重症结核、甲状腺功能亢进、恶性肿瘤等。

血清总蛋白及球蛋白增高：慢性肝脏疾病、M 蛋白血症（血液中单克隆免疫球蛋白升高而引发的临床综合征）、自身免疫性疾病、慢性炎症与慢性感染等。

血清球蛋白浓度降低：见于免疫功能抑制、先天性低

γ球蛋白血症等。

A/G 倒置：见于严重肝功能损伤及 M 蛋白血症等。

五、哪些指标提示肾功能有问题?

疾病信号 60 血肌酐异常

正常参考值：20~59 岁男性 57~97μmol/L，60~79 岁男性 57~111μmol/L；20~59 岁女性 41~73μmol/L，60~79 岁女性 41~81μmol/L。

升高：各种肾病、肾衰竭，以及心肌炎、肌肉损伤等。

血肌酐减低：见于进行性肌肉萎缩、白血病、贫血、肝功能障碍及妊娠等。

疾病信号 61 血尿酸异常

正常参考值：男性 150~416μmol/L，女性 89~357μmol/L。

升高：肾小球滤过功能损伤、原发性痛风、继发性痛风等。

降低：肾小管重吸收尿酸功能损害、肝功能严重损害、慢性镉中毒等。

注意：为了排除外源性尿酸影响，建议低嘌呤饮食 3 天后采血。

疾病信号 62 血尿素异常

正常参考值：20～59岁男性3.1～8.0mmol/L，60～79岁男性3.6～9.5mmol/L；20～59岁女性2.6～7.5mmol/L，60～79岁女性3.1～8.8mmol/L。

升高：器质性肾功能损害、肝肾综合征、心脏循环功能衰竭、急性传染病、高热、高蛋白饮食等。

六、尿里面隐藏着疾病信号

疾病信号 63 尿蛋白

正常参考值：阴性。

尿蛋白阳性：生理性蛋白尿，青少年多见，常因剧烈运动、精神紧张、人体直立位时间过长而引起。病理性蛋白尿可见于急性肾炎、糖尿病肾病、系统性红斑狼疮、溶血性贫血、膀胱炎、尿道炎等。

疾病信号 64 尿糖

正常参考值：阴性。

尿糖阳性：糖尿病、慢性肾炎、肾病综合征等。

疾病信号 65 尿酮体

正常参考值：阴性。

尿酮体阳性：糖尿病酮症酸中毒、感染性疾病、严重腹泻或呕吐、长期饥饿等。

疾病信号 66 尿隐血

正常参考值：阴性。

尿隐血阳性：多见于泌尿系统的损伤、感染、结石和肿瘤等，也可见于某些全身性疾病，如血友病、再生障碍性贫血等。

疾病信号 67 尿白细胞异常

正常参考值：男性平均 0～3 个 /HPF，女性平均 0～5 个 /HPF（HPF 是指高倍视野）。

升高：通常与泌尿系统感染有关，比如急性肾炎、肾盂肾炎、膀胱炎等。也可能与阴道炎、盆腔炎和前列腺炎等相关。

疾病信号 68 尿胆红素

正常参考值：阴性。

尿胆红素阳性：多与黄疸密切相关，见于肝细胞性黄疸和胆汁淤积性黄疸等。

疾病信号 69 尿胆原

正常参考值：弱阳性或阴性。

尿胆原阳性：可见于肝、胆、胰腺疾病，需结合尿胆红素结果一起分析。

疾病信号 70 尿亚硝酸盐

正常参考值：阴性。

尿亚硝酸盐阳性：常见于尿路细菌感染，急性亚硝酸盐中毒。

七、其他常见的体检异常

疾病信号 71 脂肪肝

单纯性脂肪肝一般无须药物治疗，控制饮食、增加运动是治疗肥胖相关脂肪肝的最佳措施。更多关于脂肪肝的资料，参见 P129。

疾病信号 72 胆囊息肉

胆囊息肉在 5mm 以内几乎都是无危险的胆固醇息肉；5～10mm 有可能是相对危险的腺瘤息肉，需要半年后复查一次；10mm 以上或者增长明显的息肉建议预防性手术切除。

疾病信号 73 胆囊结石

B超检查显示胆囊结石，如果有疼痛发作，建议到普外科或肝胆外科就诊。

疾病信号 74 甲状腺结节

甲状腺结节很常见，大多数是良性结节。超声甲状腺影像报告和数据系统（TI–RADS）2～3级建议定期复查，TI–RADS 4～6级需由内分泌科或普外科医生评估治疗。

疾病信号 75 肺结节

体检发现肺结节较多见，可能为良性病变，如炎性结节、钙化结节、肺结核结节、炎性假瘤；也可能为肺癌或癌前病变。小于5mm的肺结节恶性风险不到1%，5～10mm的肺结节恶性风险约为1.3%，对于大于20mm的肺结节要高度重视，通常，结节越大，恶性可能性越高。根据结节的大

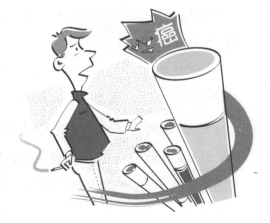

小和性质,医生会建议每三个月、六个月或一年进行一次复查,观察结节是否有明显进展或异常增大。对于高度怀疑恶性的结节,需要经专业医生评估后进一步治疗。

年龄 50 岁以上,并有吸烟、高危环境(长期接触石棉、放射性物质等)暴露史、弥漫性肺纤维化,或有肺结核病史、肺癌家族史等,是肺癌的高危因素。此类人群若发现大于 6mm 的肺结节,应引起重视,密切随诊。

疾病信号 76 乳腺结节

乳腺结节可能是正常腺体,也可能是乳房肿瘤。根据乳腺影像报告和数据系统(BI-RADS)分为 6 类:

0 类 单一的影像学检查不能评价其性质或有无病变,需结合其他影像学检查。

1 类 检查结果呈阴性,未发现异常病变。

2 类 基本上可排除恶性病变,可 6 ~ 12 个月随诊一次。

3 类 良性病变可能性大,恶性可能性 < 2%,可 3 ~ 6 个月复查一次。

4 类 恶性可能性 2% ~ 94%,需穿刺或者切除活检。

5 类 高度提示恶性病变,危险性 ≥ 95%。

6 类 已知恶性病变。

疾病信号 77 **子宫肌瘤**

在妇科超声检查中常见，无症状的子宫肌瘤一般无须治疗，每 3 ~ 6 个月复查一次即可。如有阴道分泌物异常、月经紊乱、下腹坠胀等不适症状，或肌瘤明显增大时，需及时请妇科医生诊治。

第五章

善待身体，
从养生开始

一、17种保健操，让身体轻松起来

1. 头部保健

手指梳头

① 用十指的指腹叩击头顶各处，并在头皮上来回揉搓；

② 用双手十指作梳，从前额至脑后梳头50～100次。

搓　脸

① 两手手心相对，相互搓热；

② 用两手掌心在脸上做上下揉搓的动作，速度以每秒钟上下揉搓一次为宜，一直搓到脸上有热烘烘的感觉为止。

每天做搓脸操3～5次，每次做3～5分钟。如搓脸时双肩酸软，可休息一会儿后再进行。搓脸的力度轻重以自己的感觉而定，但力度宜稍重一些，干性皮肤的人在搓脸时可先涂抹少许润肤油。

眼睛保健操

①　用力闭上双眼片刻，然后睁大双眼。

②　保持脸部不动，将视线向下移。

③　保持脸部不动，将视线向上移。

④　保持脸部不动，将视线向左移。

⑤　保持脸部不动，将视线向右移。

要点：将瞳孔转动到一个位置后保持 2～3 秒钟。

健脑手指操

（1）按压指腹

①　双手手指张开，用大拇指依次按压同侧其他四指指腹，以手指指腹有微微压迫感为度，左右手同时进行。

②　双手手指张开，两手掌心相对，左手各手指与右手各手指一一对应，同时按压十指指腹。

③　双手手指张开，两手掌心相对，左手各手指与右手各手指一一对应，按照从大拇指到小指的顺序，十个手指依次对应敲击。

以上动作每次各做 1 分钟即可。

（2）手指变换

①　左手大拇指伸直，其余四指握拳，同时右手五指张开。双手交换动作，如此重复，动作越快越好。

❷ 左手拇指和食指指尖相触,其余三指伸直,右手食指和中指伸直,其余三指握拳。双手交换动作,如此反复,尽量加快变换速度。

以上动作每次各做 1 分钟即可,随着熟练程度的增加,可加快变换速度。

2. 颈椎保健

颈椎保健操

① 自然站立,全身放松,双手垂放在身体两侧,呼吸均匀。

② 脖子向后上仰视天空或远处的物体片刻,缓慢复原。

③ 下颌前伸,然后缩颈回收,重复 10 次。

④ 双手交叉抱住后脑勺,脖子用力后仰数秒,然后复原,反复做 10 次。后仰时呼气,复原时吸气。

⑤ 双手叉腰,头尽力向右转动,眼看向右后方,头再尽力向左转动,眼看向左后方,左右交替重复上述动作 10 次。头右转时呼气,头转正时吸气,头左转时呼气,头转正时吸气。转动头部时一定要缓慢。

⑥ 先向后摇转左臂 10 次,再向前摇转左臂 10 次,自然呼吸。然后换右臂同前摇转。

颈椎保健操每天早晚各做一次,每次做 30~40 分钟。

3. 四肢保健

拍　臂

右手屈曲成拱形，对准左臂弯用力拍打，拍打力度由自己掌握，每次拍 20 下。拍打完左臂弯后，再换左手拍打右臂弯 20 下。

膝关节屈伸运动

（1）坐姿腿屈伸

① 取坐姿，腰部挺直，双膝自然弯曲，双足平放在地上；

② 缓慢将左腿上抬，左膝伸直，脚尖朝上，保持 2～3 秒，再缓慢放下。再换右侧腿重复上述动作。

双腿交替进行，重复练习 10～20 次。

（2）仰卧伸腿锻炼

① 仰卧位，双腿自然伸直；

② 将一侧腿保持伸直状态缓慢抬高至与另一侧腿成 45 度角，保持 2 秒，再缓慢放下。

双腿交替进行，重复练习 10～20 次。

腿部运动

（1）蹬腿运动

① 平躺在床上或瑜伽垫上，双手紧抱后脑勺；

② 由慢到快进行蹬腿运动,每次做2分钟,重复做8次。

(2)甩腿运动

① 手扶墙,单腿站立,另一侧小腿先向前甩动,使脚尖向上翘起;

② 再向后甩动小腿,将脚尖用力向后伸,使脚面绷直。

③ 两条腿互换动作,各甩动45次。

4. 五脏保健

太极拳

太极拳动作连贯均匀、轻松柔和,练习时呼吸加深加快,可促进全身血液循环和新陈代谢,增强肺部换气功能,加强肢体活动的协调和平衡。太极拳追求意动身随,一气呵成,要求精神专注,有益于提高中枢神经系统的调节作用。太极拳的动作要领易掌握,练习时选择空气清新、环境幽雅之地,更有利于精神放松。

八段锦

八段锦是我国古老的健身功法,可以柔筋健骨、行气活血、强身健体。八段锦动作柔和、缓慢,易于掌握。多练第一、二、三、七式有助于防治呼吸系统疾病。研究表明,练习八段锦有利于提高吸气肌力量、吸气流速等，对心肺疾病有防治效果。此外，练习八段锦可改善功能性和器质性失眠症患者的睡眠质量、睡眠效率，缩短入睡时间，延长总睡眠时间，减轻睡眠障碍程度。

呼吸肌训练

呼吸肌训练可以改善呼吸肌耐力，提高肺功能。腹肌是主要的呼吸肌，腹肌无力会使腹腔失去有效的压力，从而减少对膈肌的支托能力和外展下胸廓的能力。

腹肌训练的简易方法：

❶ 训练者取仰卧位，腹部放置沙袋；

❷ 吸气时使腹部隆起，呼气时使腹部下陷。

初始训练时沙袋重 1.5 ~ 2.5 千克即可，根据训练情况，可逐步增加沙袋重量至 5 ~ 10 千克。腹肌练习时间不宜过长，每次 5 分钟即可。

搓 腰

❶ 两手掌对搓，搓至手心发热；

❷ 将双手分别放到腰部两侧，掌心朝向腰部皮肤，上下搓摩腰部，至有热感为止。

早晚各做一次，每次约 200 下。

转 腰

① 两脚分开站立,与肩同宽,双手叉腰,上身保持直立。

② 向右侧做转腰运动,再向左侧做转腰运动,左右各转一下为一次,转 30~50 次即可。

踮脚走路法

① 双腿直立,缓缓抬起双脚脚跟,双脚前脚掌起支撑作用,缓慢行走 30~50 步;

② 稍作休息,再继续走 30~50 步,如此走走停停,约 10 分钟即可。

倒退走路法

倒退行走是一种有益的健身方法,与向前行走时使用的肌群不同,可以刺激身体不常活动的肌肉。倒退行走时要挺直腰身,注意身体平衡,以防摔倒。步行时选择安全路段,保持步速均匀。每天倒退行走 200~400 步即可。

5. 肠道保健

清肠排毒操可帮助肠道气血通畅,刺激胃肠道蠕动,使排便通畅。

清肠排毒操

① 采取站立位或仰卧位,两手掌相互摩擦至发热。

② 将右手五指并拢，手掌紧贴右下腹部，左手掌放在右手背上。

③ 按顺时针方向，以肚脐为中心，画圈按摩腹部50次。

饭后不宜立即按摩，按摩前需排空小便，按摩手法要轻，不可过分用力，边散步边按摩效果更佳。按摩时如腹中肠鸣、有热感，是按摩的正常反应。在按摩过程中，如产生便意，应立即去排便。

6. 盆底肌保健

盆底保健操

盆底肌肉锻炼也称盆底肌训练，有助于增加盆底肌肉的运动能力，改善尿道、肛门括约肌的功能。盆底肌肉锻炼以收缩盆底肌为主。

练习方法：

① 站立或平卧，保持深而缓的呼吸，吸气的同时先用力收缩肛门，再收缩尿道，产生盆底肌上提的感觉，持续3～5秒。

② 呼气时盆底肌放松，反复做20～30次。

每天做2～3遍。

二、18 个特效穴位，让身体舒服起来

穴位是人体脏腑经络之气输注于体表的特殊部位，它既是疾病的反应点，也是针灸、按摩、拔罐等的施术部位。人们通过对穴位加以刺激，使经脉通畅、气血顺畅、阴阳平衡、脏腑调和，从而达到祛邪治病的目的。

《四总穴歌》是我国古代中医师临床经验的结晶，并早已在民间广为流传。歌诀曰："肚腹三里留，腰背委中求，头项寻列缺，面口合谷收。"意思是：胃肠不好，可按摩足三里穴；腰酸背痛，可按摩委中穴；头痛、项强可按摩列缺穴；面部、口部疾病，可按摩合谷穴。

按摩是一种通过各种手法对体表的穴位、经络进行刺激，以起到调和气血、疏通经络、调节脏腑功能等作用，从而达到治病、防病、保健目的的一种治疗方法。按摩的方法很多，如捶、搓、揉、按、推等。

在家中进行穴位按摩，使用较普遍的是指压法。指压时主要利用容易施力的大拇指，或食指、中指，用指腹部分按压。因各种慢性病而导致身体衰弱时，一般仅予以轻压，这称为"补法"。神经亢奋、有疼痛时，则予以重压，这称为"泻法"。虽然统称"指压"，实际操作时，应视疾病、症状不同而应用不同的指法。按摩保健时，按压的方法是压 3～5 秒，休

息 2~3 秒，再压 3~5 秒，如此反复，每一部位按压 1~3 分钟。注意指压时要配合独特的呼吸法，基本要领是指压时呼气，停压时吸气。

1. 远离气虚

中医所说的气虚的表现，是指一天到晚总感觉浑身没劲，稍微活动就觉得疲倦，而且觉得头脑不够清醒，老打呵欠，总是昏昏欲睡、健忘等。气虚会加重各种慢性病的进展，针对气虚，我们可以选用脾俞、足三里、气海、膻中这四个穴位来保健。

脾　俞

在中医理论中，脾脏负责人体的气血生化。脾俞穴是足太阳膀胱经的穴位，是脾脏的精气输注于背部的位置，所以刺激脾俞穴有利于改善脾的气血生化功能。

[**准确定位**] 在脊柱区，第 11 胸椎棘突下，后正中线左右旁开 1.5 寸。

[**快速取穴**] 取坐位，两肩胛骨下角水平线与脊椎相交所在的椎体为第 7 胸椎，向下数 4 个突起，即为第 11 胸椎棘突，其下左右旁开 1.5 寸处即该穴。

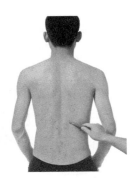

[**按摩方法**] 用双手按揉或用按摩槌敲击刺激脾俞穴，每次 1～3 分钟。

足三里

中医认为，足阳明胃经是多气多血的经络，刺激胃经的足三里穴，可以改善气血的生化与运行。经常按摩足三里穴，可补中益气、调理脾胃，对胃肠道疾病、水肿、虚劳、哮喘、乳痛、心悸、半身不遂、头晕、耳鸣、瘾疹等多种病症有较好的防治效果。

[**准确定位**] 在小腿外侧，犊鼻下 3 寸，犊鼻与解溪连线上。

[**快速取穴**] 在小腿外侧，外膝眼下 4 横指，距胫骨前缘 1 横指处。

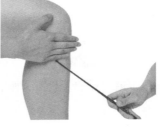

[**按摩方法**] 双手拇指指腹按住穴位，垂直按压足三里穴，由浅入深缓缓加力，略停留后逐渐放松，如此重复按压 50～100 下。

气　海

气海属于任脉穴位，是全身非常重要的保健穴，刺激气海穴，可以补气益肾，涩精固本，多用于脏气虚惫、真气不足之虚证，以及中焦、下焦之虚寒证。

[**准确定位**] 在下腹部，脐中下 1.5 寸，前正中线上。

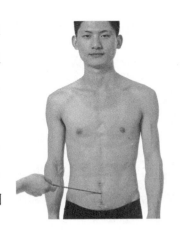

[**快速取穴**] 仰卧位，先取关元，前正中线上，脐中下4指即关元，在关元与肚脐连线的中点处，按压有酸胀感即是。

[**按摩方法**] 取坐位或仰卧位，用大拇指或中指指腹按住气海穴，按揉3分钟左右，力度适中。孕妇慎用。

膻　中

膻中属任脉，是手太阴肺经和足太阴脾经、手少阴心经、足少阴肾经、任脉的交会穴。经常按摩膻中，能够使气机顺畅，排解抑郁，同时又能促进血液循环，缓解心悸、胸痛症状。

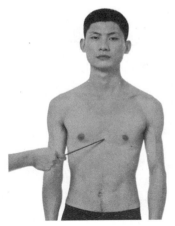

[**准确定位**] 在胸部，横平第4肋间隙，前正中线上。

[**快速取穴**] 仰卧位，在胸部，人体正中线上，两乳头之间连线的中点，平第4肋间，按压有酸胀感。

[**按摩方法**] 取坐位或仰卧

位，用大拇指或中指指腹按住气海穴，反复旋转按揉 3 分钟左右。

2. 远离头痛

合 谷

合谷穴是手阳明大肠经的穴位。指压合谷穴，可以醒脑开窍、疏风清热、宣肺解表、镇静安神、平肝息风、疏经活络。指压时应朝小指方向用力，而并非垂直手背的方向向下按压，这样才能更好地发挥此穴的疗效。

[**准确定位**] 在手背，第 2 掌骨桡侧的中点处。

[**快速取穴**] 以一手的拇指指骨间关节横纹，放在另一手拇指、食指之间的指蹼缘上，当拇指尖下即该穴。

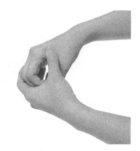

[**按摩方法**] 张开左手的拇指和食指，用右手的拇指指腹按揉左手的合谷穴 1 分钟，交换双手位置，按揉右手的合谷穴 1 分钟。按揉时以有酸胀的感觉为度。

百 会

百会穴属督脉，具有开窍醒脑、回阳固脱的功效，按摩百会穴主治头痛、目眩、鼻塞、耳鸣等病症，还有助于改善睡眠质量。

[**准确定位**] 在头部，前发际正中直上 5 寸。

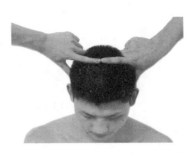

[**快速取穴**] 正坐或仰卧位，在头部，两耳尖连线中点，按压有凹陷处。

[**按摩方法**] 用一只手的中指或食指按住百会穴，顺时针、逆时针按揉各 30～50 次。开始按揉时动作轻一些，以后逐渐加重。

风　池

风池穴属足少阳胆经。风池穴主治头痛、眩晕、目赤肿痛、伤风感冒、鼻渊、耳鸣、颈项强痛等。

[**准确定位**] 在颈后区，枕骨之下，胸锁乳突肌上端与斜方肌上端之间的凹陷中。

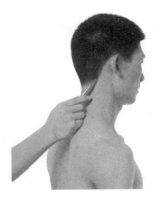

[**快速取穴**] 坐位，在头部，枕骨下斜方肌与胸锁乳突肌之间的凹陷中，约平风府，按压有酸胀感。

[**按摩方法**] 用双手拇指指腹按住风池穴，并用力按揉

100 次,以按至有酸胀发热感为宜。

3. 远离鼻塞

迎 香

中医认为鼻为肺之窍,鼻病与肺关系密切,过敏性鼻炎多由肺气虚弱而致卫外不固引发。迎香穴属手阳明大肠经,而肺与大肠相表里。按压此穴可祛风通窍,理气止痛,可用于缓解鼻塞、鼻流清涕、嗅觉减退等过敏性鼻炎常见症状。

[**准确定位**] 在面部,鼻翼外缘中点旁,鼻唇沟中。

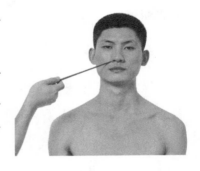

[**快速取穴**] 正坐位,用手指从鼻翼沿鼻唇沟向上推,至鼻唇沟中点处可触及一凹陷,即为此穴,按之有酸胀感。

[**按摩方法**] 用双手食指指腹按住鼻翼两侧的迎香穴,往上推或反复旋转按揉 2 分钟。

上迎香

上迎香穴又称鼻通穴,属于经外奇穴。按压上迎香穴可清热散风,宣通鼻窍,可用于缓解鼻塞、头痛、鼻流浊涕、目赤肿痛、迎风流泪等。

[**准确定位**] 在面部,鼻翼软骨与鼻甲的交界处, 近鼻唇沟上端处。

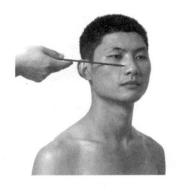

[**快速取穴**] 沿鼻侧鼻唇沟向上推,上端尽头凹陷处即上迎香。

[**按摩方法**] 用双手食指指腹按住两侧上迎香穴,上下推擦或反复旋转按揉穴位,按摩2分钟。

4. 远离失眠

劳　宫

劳宫穴属手厥阴心包经。按摩劳宫穴对改善烦躁、焦虑等不良情绪有促进作用,且有助于改善患者的睡眠质量。

[**准确定位**] 在掌区,横平第3掌指关节近端,第2、第3掌骨之间偏于第3掌骨。

[**快速取穴**] 手掌心向上,轻握拳,中指所对应的掌心的位置即该穴。

[**按摩方法**] 双手手掌摩擦,将掌心搓热,用右手拇指指腹按揉左手劳宫穴100次,然后左右

手交换,用左手拇指指腹按揉右手劳宫穴 100 次。

内　关

内关穴属手厥阴心包经。按压内关穴可治疗心痛、胸闷、心动过速或过缓、眩晕、失眠、偏头痛、郁证等。

[**准确定位**]在前臂前区,腕掌侧远端横纹上 2 寸,掌长肌腱与桡侧腕屈肌腱之间。

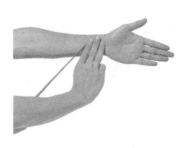

[**快速取穴**]将右手食指、中指、无名指三个手指并拢,无名指外侧缘放在左手腕横纹上,这时右手食指桡侧缘和左手手腕正中线的交叉点即该穴。

[**按摩方法**]用右手大拇指指腹按住左臂的内关穴,力度适中,持续用力按揉内关穴 1 分钟,双手互换,按揉右臂的内关穴 1 分钟。

5. 远离眼疲劳

睛　明

睛明穴属足太阳膀胱经,有祛风、清热、明目的功效,主治视物不清、目赤肿痛、迎风流泪等。按摩睛明穴有助于消除眼疲劳,预防近视。

[准确定位] 在面部，目内眦内上方眼眶内侧壁凹陷中。

[快速取穴] 正坐位，目视前方，双手置于内侧眼角稍上方，轻轻触摸有一凹陷处，按压有酸胀感。

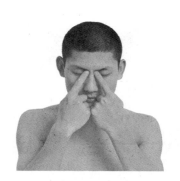

[按摩方法] 轻轻闭上双眼，用双手食指的指腹按两侧睛明穴，一按一松，用力均匀缓和，不宜过猛，每次 1～3 分钟。

攒　竹

攒竹穴属足太阳膀胱经，主治目视不明、目赤肿痛、眼睑下垂等。

[准确定位] 在面部，眉头凹陷中，额切迹处。

[快速取穴] 正坐位，目视前方，在眉毛内侧端有一凹陷处，按压有酸胀感。

[按摩方法] 轻轻闭上双眼，用双手食指的指腹按压两侧攒竹穴，一按一松，用力均匀缓和，不宜过猛，每次 1～3 分钟。

丝竹空

丝竹空穴属手少阳三焦经，主治头痛、目眩、目赤痛、眼睑瞤动、近视等。

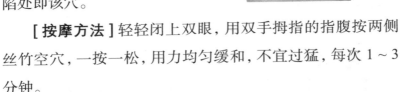

[**准确定位**]在面部，眉梢凹陷中。

[**快速取穴**]正坐，目视前方，两边眉梢外端凹陷处即该穴。

[**按摩方法**]轻轻闭上双眼，用双手拇指的指腹按两侧丝竹空穴，一按一松，用力均匀缓和，不宜过猛，每次 1 ~ 3 分钟。

四　白

四白穴属足阳明胃经，主治目赤痒痛、眼睑瞤动、目翳、眩晕、口眼歪斜等。

[**准确定位**]在面部，眶下孔处。

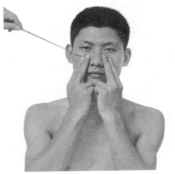

[**快速取穴**]两手的中指和食指分别并拢伸直，不要分开，中指指腹贴两侧鼻翼上方，食指指尖所按的位置即该穴。

[**按摩方法**]轻轻闭上双眼,用双手食指的指腹按两侧四白穴,一按一松,用力均匀缓和,不宜过猛,每次 1～3 分钟。

6. 远离肩背疼痛

肩　贞

肩贞穴属手太阳小肠经,主治肩臂疼痛、手臂不举、上肢不遂等。每天坚持按摩此穴,可有效缓解肩周炎。

[**准确定位**]在肩胛区,肩关节后下方,腋后纹头直上1 寸。

[**快速取穴**]双臂互抱,双手伸向腋后,中指指腹所在的腋后纹头上的穴位即是。

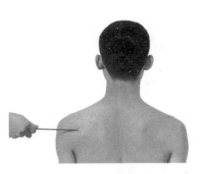

[**按摩方法**]双臂互抱,用左手的中指指腹按揉右侧肩贞穴,右手的中指指腹按揉左侧肩贞穴,用力均匀缓和,每次3 分钟。

天　宗

天宗穴属手太阳小肠经,主治肩胛疼痛、肩背部损伤等。长期坚持按摩,可促进上半身血液循环,使颈、肩、胸部气血畅通,缓解肩胛疼痛。

[准确定位] 在肩胛区，肩胛冈中点与肩胛骨下角连线上 1/3 与下 2/3 交点凹陷中。

[快速取穴] 在肩胛部，冈下窝中央凹陷处，相当于肩胛冈中点与肩胛骨下角连线上 1/3 与下 2/3 交点处，按压有酸胀感。

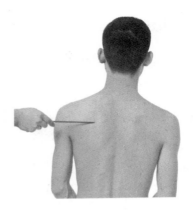

[按摩方法] 用中指指腹按揉此穴，每次 3～5 分钟。

肩中俞

肩中俞穴属手太阳小肠经，主治肩背疼痛、落枕、颈项强痛等。

[准确定位] 在脊柱区，第 7 颈椎棘突下，后正中线旁开 2 寸。

[快速取穴] 双手手心向颜面，然后伸向颈后部，小指外侧缘挨着颈后正中线，中指指腹所在的位置即是该穴。

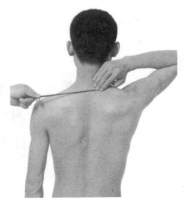

[按摩方法] 用中指指腹按揉此穴，每次 3～5 分钟。

三、14 种食疗方，用食材疗愈身体

1. 健脾食疗方

神仙粥

食材：山药 100 克，芡实 50 克，粳米 100 克。

做法：将山药蒸熟，去皮，捣成泥。芡实煮熟，捣成末。将山药泥、芡实与粳米同放入锅中，小火慢煮成粥。

中医认为，山药味甘，性平，气阴双补。芡实味甘、涩，性平，可健脾补肾。

莼菜鲫鱼羹

食材：莼菜 250 克，鲫鱼 1 条，黄酒、食盐、香油、酱油、葱花、姜丝、湿淀粉各适量。

做法：将鲫鱼宰杀，去内脏，洗净。莼菜洗净，切小段。将鱼放入锅中，加适量水煮熟，捞出拆下鱼肉，并留鱼汤备用。锅中倒入油加热，放入葱花、姜丝煸香，放入鱼肉、莼菜、鱼汤、黄酒、酱油烧至入味，加食盐适量调味，放湿淀粉勾芡，出锅时加少许香油即可。

中医认为，莼菜味甘，性寒，可清热、利水、消肿、解毒。鲫鱼味甘，性平，有健脾利湿、调胃实肠之功。

2. 小儿积滞食疗方

山麦红糖汤

食材：炒山楂 6 克,炒麦芽 10 克,神曲 10 克,红糖适量。

做法：将炒山楂、炒麦芽和神曲洗净,放入锅内,加水适量,大火煮开后转小火,继续煮20分钟,去渣取汁,调入红糖即可。

中医认为,炒麦芽味甘,性平,可消食健胃;山楂味酸、甘,性微温,可消食化积;神曲味甘、辛,性温,有健脾和胃、消食化积的作用。

小米焦巴散

食材：小米饭、红糖各适量。

做法：将小米饭焙干成焦巴,研成细面,再以红糖水冲调,拌匀即可。

中医认为,小米味甘、咸,性凉,有和中益肾的功效,焙干后的小米焦巴有健脾益胃的功效,适用于脾虚夹积型积滞。

3. 风寒感冒食疗方

风寒感冒以恶寒发热、头项强痛、肢体酸疼、口不渴等为主要症状。风寒感冒治宜辛温解表。

姜糖苏叶饮

食材：紫苏叶 10 克，生姜 10 克，红糖适量。

做法：将紫苏叶、生姜洗净，切成细丝，放入茶杯中，加入红糖，以沸水冲泡，加盖温浸 10 ~ 15 分钟即可。

中医认为，紫苏叶味辛，性温，能发散风寒、行气和胃、化痰止咳，又有解毒之功；生姜味辛，性微温，具有解表散寒、温中止呕之功；红糖味甘，性温，具有益气、缓中、助五脏的作用。

4. 风热感冒食疗方

风热感冒以发热、微恶风寒、有汗、口渴、咽痛为主要症状。风热感冒治宜辛凉解表。

大豆黄卷饮

食材：大豆黄卷 10 克，茶叶 10 克。

做法：将洗净的大豆黄卷和茶叶一同放入茶杯中，加入沸水，加盖温浸 10 ~ 15 分钟即可。

中医认为，大豆黄卷味甘，性平，可清热解表、除湿利气。

5. 止咳化痰食疗方

百合鸭梨枇杷粥

食材：鲜百合 10g，枇杷果 10g，鸭梨 1 个，粳米 30g，蜂蜜适量。

做法：鸭梨、枇杷果去皮及核，切小块儿。鲜百合洗净。砂锅中放入清水，加入粳米、鲜百合、枇杷果、鸭梨，大火烧开锅，转中火煮 20 分钟左右。

中医认为，百合、鸭梨、枇杷可滋阴润肺、降气止咳，适合肺阴虚所致干咳无痰或痰少黏稠、口燥咽干等症。

6. 安神食疗方

百合龙眼粥

食材：百合 15 克，龙眼肉 15 克，小米 100 克，红糖适量。

做法：将百合、龙眼肉洗净，与小米一起放入锅内，加适量水，大火烧开后改用小火煮粥，煮至熟烂，调入红糖即可。

中医认为，龙眼肉健脾益气，养心安神；百合清心安神；小米健脾养胃。三者合用适用于心脾亏虚所致失眠、多梦等。

藕丝羹

食材：鲜嫩藕 100 克，鸡蛋 2 枚，山楂糕 30 克，蜜枣 3 枚，青梅 10 克。

做法：将藕洗净，切成细丝，放入沸水锅内焯熟后捞出，备用。山楂糕、蜜枣、青梅切成细丝，备用。将鸡蛋打入碗中，加适量清水调匀，上锅蒸熟，再将上述备用的细丝撒在蛋羹上即可。

中医认为，熟藕具有补脾益血之功；鸡蛋可滋阴养血；蜜枣可养脾、和胃、润心肺；山楂开胃消食；青梅有生津止渴、消除疲劳之功。此方适用于心脾两虚型失眠患者。

7. 便秘食疗方

马蹄蕹菜汤

食材：马蹄（荸荠）10 个，新鲜蕹菜（空心菜）250 克，食盐适量。

做法：将马蹄洗净去皮切块，蕹菜洗净切段，二者一同放入锅中，加适量水，大火煮开后转小火，煮 15 分钟后调入食盐即可。

中医认为，马蹄味甘，性微寒，有清热、消积的作用。蕹菜味甘，性寒，可利湿、清热凉血。二者合用，对肠胃积热所致便秘有效。

红薯香蕉粥

食材：新鲜红薯 100 克，香蕉 150 克，粳米 100 克。

做法：将香蕉剥皮后切成小段，红薯洗净后带皮切成小块，一同放入锅中，加入粳米，加适量水，大火煮开后转小火，煮至米熟即可。

中医认为，红薯可益气健脾、养阴补肾；香蕉具有清热、润肠、解毒之功；粳米有健脾益气的功效。三者合用可润肠通便。

8. 水肿食疗方

绿豆薏仁粥

食材：绿豆 50 克，薏苡仁 50 克。

做法：将绿豆、薏苡仁洗净，一同放入锅中，加适量水，大火煮开后转小火，煮至豆烂即可。

中医认为，绿豆味甘，性寒，有清热解毒、消暑利水之功；薏苡仁味甘、淡，性凉，有利水渗湿、健脾止泻的作用。二者合用，可利水除湿、消肿解毒。

三瓜汤

食材：冬瓜皮、黄瓜皮、西瓜皮各 50 克。

做法：将三种瓜皮洗净，切成块，一同放入锅中，加适量水煮成汤即可。

中医认为，冬瓜皮味甘，性凉，有清热利水、消肿的作用；黄瓜皮味甘、淡，性凉，有清热利尿的作用；西瓜皮味甘，性凉，有清热、解暑、利尿的作用。三者合用可治湿热壅滞所致水肿。

9. 痛经食疗方

玫瑰调经茶

食材：干玫瑰花 10 克，红茶 3 克，山楂 2 枚，陈皮 3 克。

做法：将玫瑰花、红茶、山楂、陈皮放入茶杯中，以沸水冲泡，加盖温浸 10 ～ 15 分钟即可。

中医认为，玫瑰花有理气解郁、活血化瘀之功；红茶有温经散寒之功；山楂可化瘀血；陈皮有理气健脾的功效。四物合用可理气活血、通经止痛。

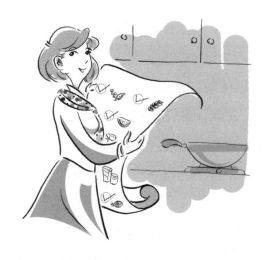

主要参考文献

1. 陈竺.医学遗传学.2版.北京:人民卫生出版社,2010.

2. 高鹏翔.中医学.8版.北京:人民卫生出版社,2013.

3. 王键.中医基础理论.2版.北京:中国中医药出版社,2016.

4. 周俭.中医营养学.北京:中国中医药出版社,2012.

5. 中华中医药学会.ZYYXH/T 157—2009 中医体质分类与判定.北京:中国中医药出版社,2009.

6. 中国营养学会.中国居民膳食指南(2022).北京:人民卫生出版社,2022.

7. 莫勒姆,普林斯.病者生存:疾病如何延续人类寿命.程纪莲,译.北京:中信出版集团,2018.

8. 尹烨.生命密码.北京:中信出版社,2018.

9. 姚树桥,杨彦春.医学心理学.6版.北京:人民卫生出版社,2013.

10. 津巴多,约翰逊,麦卡恩.津巴多普通心理学:第8版.傅小兰,译.8版.北京:人民邮电出版社,2022.

11. 李灿东,中医诊断学.4版.北京:中国中医药出版社,2016.

12. 乔明琦 . 中医情志学 . 北京 : 中国中医药出版社, 2020.

13. 万学红, 卢雪峰 . 诊断学 . 10 版 . 北京 : 人民卫生出版社, 2024.

14. 葛均波, 徐永健, 王辰 . 内科学 .9 版 . 北京 : 人民卫生出版社, 2018.

15. 陈孝平, 汪建平, 赵继宗 . 外科学 .9 版 . 北京 : 人民卫生出版社, 2018.

16. 朱华栋, 刘业成 . 协和急诊住院医师手册 . 北京 : 中国协和医科大学出版社, 2021.